中医铮言

——驳中医不科学论

张愈 著

Reflection on

Traditional Chinese Medicine

By Yu Zhang

西医科学吗？驳中医不科学论

首先说什么是科学？科学是关于自然界，社会和思维发展规律的知识体系，是人类，社会实践的基础上产生和发展的，是实践经验的总结。科学分自然科学和社会科学二类，哲学是二者的概括和总结。

三百年的西医，从生物学细胞学、细菌、病毒、手术、金属置入、声显光电的应用，至今不知岁盛之气将生何病，地方不同病有何异，气之升降出入，药之寒凉温热，病因外感内伤，病体虚实强弱，更不知天人合一，自然生成之理。片面机械，剖腹探机，消炎，激素，手术，以致一病未愈，诸症丛生，越治越重，复杂棘手。因为头痛医头，脚痛医脚，药毒终身，机械内置，毫无保全人体之大法。由于大量抗生素，生物制剂的应用，使人类整体免疫系统遭受重创，致使疾病因素升级复杂，恶性疾病急剧增生，已严重的危及到人类健康与生存。因此，近年大量的过敏致死，猝死，超级病毒的出现就是其后果。由此可以预料，本世纪末人类最多的疾病，将是化学药物造成的疾病，人类最多的残疾，将是医疗残疾。胃出血切胃，脾大切脾，肝病换肝，肾病换肾，心病换心，脑袋有病换脑袋，人脑袋没法换，克隆一个人脑袋，这好像就是西医的发展轨迹，这符合人类的生存吗？符合人类正常的生长消亡吗？这科学吗？

西医的优点就是战伤救护，急性外科及出血性、中毒性疾病的控制，内科病治疗无从谈起。实际中，不用到医院去感受，打开西医临床学，就会发现人类绝大多数疾病，西医最常说的三句话是：1、病因不明；2、尚无有效药物治疗；3、建议尽早手术。说明三百年的西医实践尚处幼稚，理论极不完善，科学性极差，对人体损害极大。

五千年的中医学是中华人类在长期生活中，与疾病作斗争的实践总结，是理化了的医学体系。它是从发现医学到实践医学，再到文理医学，博大精深，完善备至。中医以阴阳二气而知天道，以五行而识人体，以流年运气而知岁病，以南北方位而知地病，以六淫而论外感，以七情饥劳而论内伤，气有升降出入，血有虚实动静，药分寒凉温热，方分大小缓急。中医劝人修身养性，无犯王法，避忌禽兽灾伤，勿使房室乏竭，不使形体有衰，尽终天年，度百岁乃去。未病先防，见病知源，见物知性，保全肢体，全愈为工，这才是符合人类的真正医疗科学。

一个常见的人体着凉，中国老百姓一碗姜汤放三根葱根，微汗及愈。而在西医，抗菌素不效，抗病毒，消炎药不行上激素，轻则三五日，重则酿恶病（北京医科大学一教授的医疗猝死，就是很典型的说明，至于不典型没出名的何止千万命案）。明明是外感受凉，西医偏说是病毒，病菌感染。小儿黄疸，吸吮菌陈煎红糖及愈，而西医用蓝光，激素，打针输液，久治不愈者多矣。中暑昏厥，中医以清暑开窍，浊去病愈，西医以高热脑病大动干戈，多亡少效。甲状腺肿大，甲状腺瘤，中医多以气郁痰结，噎嗝婴瘤论治，无论有无结节，给药及愈，快则十余日，慢则二月愈，无复发之一例。而西医在该病开篇首言"无论有无结节多有癌变之可能，必须尽早手术"。而手术后不复发，不恶变的有几人？

淋巴瘤，中医乃痰核流注，余不才之辈治无不愈，包括手术、化疗重创待毙之人，尚无一例不愈。而西医高层，专家汇聚，罗京尚不能救，贫民百姓岂有生还。肝病介入疗法，多少人能转化为肝坏死而不救。傅彪二次换肝，命归黄泉，而在民间，治愈这样病的中医何止千人。红斑狼疮，小小结缔之疾，余一生不知治了多少，而西医以不治之症，以激素而造成肾病，以环磷酰胺造成不育耳障。风湿病专家治不了风湿病，说是不死的癌症，名词烦多，确无多少有效的治疗，什么关节炎，强脊炎，腰椎病，颈椎病，骨刺增生。皮肤科专家，一生治不了牛皮癣，银屑病，就连湿疹，白屑也治不了，更不要说，汗疱疹，白癜风，银屑病，黑变病。而中医哪个也少说治愈过上百例，血管专家治不愈脉管炎，连静脉曲张也最终截肢，眼科专家治不了青光眼，眼高压。肾病专家不是透析便是换肾，没有治愈一例肾病。血液病专家从未治愈过白血病，再障，海蓝色细胞组织增生症，就连简单的血小板减少性贫血，及粒细胞性贫血，也是长期激素，让一个八岁的孩子，变成一个面目全非的毛人（见宋某案）。妇科专家治不了功能性出血，先是清宫，再是子宫切除，残废了多少妇女。肿瘤专家不要说肝癌，肺癌，脑癌，肾癌，就连子宫肌瘤，卵巢囊肿，皮外血管瘤，这些举手及愈的小毛病也不曾治愈一例（指不再发生的案例）。糖尿病专家治不了一例糖尿病，均是千篇一律，降糖药、胰岛素、胰岛泵，终身用药，等药蕴成毒，病患成秧，肝肾损害，眼底病变，体无完肤，告终归天。

天体是个大宇宙，人体是个小宇宙，只有搞清楚大宇宙，才能搞清楚小宇宙。反之能搞清楚小宇宙，也就能搞清楚大宇宙，所以机械科学，永远都不会完整，医疗机械，永远都不会完善。何况，起步三百年的西医学，以机械科学为主体，尽管声显光电，应用广泛，很是发达，但离探清人体这个小宇宙的目标，还相差太远，其诊断，治疗，药物，疾病之间的连通效能，目前还很低下幼稚，而中医学的天人合一论，自然生成论，阴阳平衡论，整体观念，就是十分优秀，十分科学的，以下三例病案就是说明。

陈某，女，17岁，2008年8月28日初诊。一年内花费数万，省内四大医院均治无效，最终以蛋白免疫缺失性水肿作结论，劝其回家无法治疗。当时孩子胸肋胀满，呼吸困难，腹胀如鼓，青筋暴露，胃下如盘，作响。据说盆腔积液严重，抽水四次，四肢面目青紫肿胀，如同象皮，肢阙冰凉，闭经数月，医院判为不治之症，而中医以肾水不化，脉络阻塞为治。2008年8月28日至9月11日，7付药，水肿鼓胀，青紫大减。至于9月26日到10月15日共14付，症状全消，化验正常。

丁某，男，72岁，2008年8月26日初诊。水肿可凹至膝，面目四肢皆肿，腹胀腹水如鼓。奇怪的是其肿，申酉时加重，子夜则轻，省内医院，住院多次。近二年以低钾性水肿治疗无效，用激素及利水剂，在家等死。而中医以肾气不化水液失藏，至9月16日，以区区十付药将以罕见之疾彻底痊愈，并只以时辰，推演病机，知申酉时阳明旺癸水四溢，子时少阳升起，气疏则水道通，故肿退的道理。西医再过二百年能否知此理，能否知道子时是什么气，午时是什么气。内经曰：不知岁之所加，气之所盛，不足为工。意思是说，上不知天文，下不知地理，是当不好医生的。

金某，女，61岁，2011年8月23日初诊。主诉，于一月前，因腹胀，肢肿，医院治疗无效至今。某军区医院一月内抽水四次，多次全面检查，心、肝、脾、肺、肾、血液、尿液、淋巴、钾元素均言正常，每日口服降压药，利尿药。平素无病，仅血压高，服降压药五年。主症：腹胀如鼓，腹水大量，口紫面青，四肢轻肿，头晕纳差，乏力气短，脉双尺及左寸沉缓，舌肥大有齿印，余以肾气不化，水气鼓胀论治。投方自拟益肾退水汤加厚朴、车前子、菊花、决明子，5 付，嘱停一切化学药品及降压药，利尿药。8 月 28 日鼓胀几无，水肿退净，血压亦降至 80/130mmHg，带上方 10 付，出院回家，嘱其后 5 付，二三日一付巩固，作愈论。

此症之所以成水鼓，主要是长期滥用化学药品，尤其降压药，利尿药造成的慢性肾功能损害。医院查无所病，无奈仅以抽水作治疗。中医认为，血水同源，人体有多少血，就有多少水，能抽完吗？这么先进的器械，探不明水从何来，查病查不出来，为何不查药。三年降压药，肾功能不损害的有几人，肾乃主水之脏，肾气不化，水湿内蕴，岂不"水鼓"？水气四溢，岂不肢肿。科学到了现代化，为什么反复化验检查，拍片透析，服药打针，反复抽水，越抽病越重，越抽水鼓越严重。病人从走来医院看病，住院二次，结果是难以下床。这种科学，到底科学不科学？科学在什么地方，见不到。见到的是片面机械，薄知少智，无能无效。这种科学，较中医确实有二点突出，一是挣钱快，二是催死快。

中医治病求本，以愈病停药，保全肢体为目标。西医治病，头痛医头，脚痛医脚，治标不治本，理论头头是道，临床毫无一能。中医治疗以整体观念，辩证论治，因人治宜。西医分科备细，见水肿找肾病科，心痛找心内科，水肿心痛无科所从，只有茫然，多少人因此而丧命。医者依也，以性命相托，责不为不大，技不得不精。故医以药为用，以针工相度，去疾疗病，解人苦难，济人安危。天造万物之形，医识万物之性，故中医以自然万物补偏救弊，调整阴阳，以辅针灸手术，补医不识之愚，非万不得已而为之。

西医的治疗观念，非人性化。先见病，再去研究药，再去制造药，再去试验，考证药效。知而不全，用而少效，效而必毒。如此过程，哪有中医就地取材，天地造化自然合成。不知循天道，顺自然，治一腑之病，损五脏之体。用常见的话说，毒副作用是难免的。痛风，红斑狼疮治残治死，最好的治成肾病，最终不救。精神病，癫痫病长期大量使用各种镇静、镇痉药，最终疯子治成呆子，聋子治成哑巴，自理能力丧失，残疾终身。另外，外科手术从来不考虑后果。中医古代就认为"金刃剖割，以身试祸，岂不危哉"，劝人早早，调气摄神，知迷尔返，尚可以免。而今西医多以手术为能事。余就见了多例，少女痛经，卵巢切除，造成不孕者（见何某案）。宫血不治，切除子宫者，静脉曲张三次手术治瘫者（见牛某案）。关节半月板损害（实则鹤膝风）截肢者（见周某案）。这些病在普通中医治愈确实不难，而占有医疗主导地位的西医却跛子治成拐子，伤残终身，让人心寒。

中药是大自然赐予人类的福宝，识则为人，用者为医，各国各民族都有，均有效服务于人类。只是中医系统化，理论化罢了。中药聚日月之精华，天地之灵气，物种万千，资源不竭，与人体生命，息息相关，无毒副作用和耐药性。而西医无疑是戏子粉黛而已，绝无天然本色，人工合成，化学反应，岂能不治一腑之疾，伤五脏之体。

中药自然生成，近在咫尺，有病就有药，比如毒蛇伤人，附近及有解毒药，瘟疫肆虐，左近必有解毒之品。这在民间就可论证，而西医遇病才知检验，束手无策，才寻救治，等造成大祸。再研究治法，有了方法才搞化学试验，有了化学数据，才去化学合成药物，再去试用观察（真是急惊风遇到了慢郎中）。哪里像中医见病知源，见物识性，借大道法则，举药及治，投方及效，轻巧灵活，聪明慧智。

非典肆虐，就是对西医最大的戏弄，惊慌失措，劳民伤财，耽误了多少性命，才寻求于中医，才认识到中医药的非凡，何其愚也。

　　自然造物，泽被众生，人造一物利弊相牵。链霉素、氯霉素、金霉素上百种药物，由于对人类造成重大伤害而被停用淘汰。但问题是，伤害了多少生命才被西医所认识。而今西药千种，又在使多少生命受伤害，而尚未被认识发现。所以尊重自然，顺其自然应用自然万物，减少毒副作用，有效治疗疾病，保全人身健康的治疗思想，这才是科学的中医药医疗观念。而西医研究中药，用化验室化验中药，仅化验该药物的化学成分，把药性的升降沉浮，寒凉温热都弄不明白。一味中药含什么成分，几味中药煎到一起又有什么化学作用，这些都是西医永远弄不明白的道理。

　　中医对任何疾病的结论均是"言未可治者，不得其术也"，要求医生积极探索，而西医则对待多数疾病是"专家结论，权威结论，尚无治疗方法"。

　　韩某，出生 9 个月。左目失明，右目视力减弱。上海、广州儿童医院，均确诊为眼底母细胞瘤，专家结论双目摘除，否则转移大脑。请问天下父母，谁敢下此决心，摘除孩子双目，手术后结果怎样，天下有谁知？专家能正确预料吗？以有知之疾，作无知之手术，有科学依据吗？2010 年五月广州儿童医院化疗一次后，左目失明。于 2010 年 6 月 3 日接受中医治疗，余当时只想恢复孩子失明，加了一些抗肿瘤药。约时一月观察，结果不及一月，于 6 月 30 日再由广州儿童医院拍片，肿瘤明显萎缩，视力恢复，于三月后愈。如按照所谓的西医科学治疗，幼童失明残疾终身，不亦悲乎？

王某，女，30岁，2006年元月16日请余去诊。高热昏迷，黄疸，膪胀，心慌，尿少，无大便近半月，医院以肝胆管梗阻性硬化症，放入支架后，昏迷水肿。医院于15日下病危通知书，限五日内作换肝手术。一家惊慌，由其姊妹五人各捐一块肝脏进行肝拼凑手术。由于是青年优秀教师，社会呼吁捐款近二十万，还缺三十五，各大报纸以"换肝还需30万，快救救她"为题，动员全社会捐助。如此小疾，怎么就成了重危之症，一个中医认为仅"肝胆湿热积淤"怎么就要换肝做肝拼凑手术。电影明星傅彪换了两次肝，换活了吗？愤然之余以中药五付嘱其出院回家过春节。三天后高热，昏迷，膪胀，水肿尽退，黄疸黑酐大退，后以三月调治全愈。一年后生一女，无任何不健康现象，假如当时做了换肝手术，人财两空，恐是难免，又多了一个人间悲剧，社会又少了一条青年生命。

高某，女，51岁，于2009年8月30日在北京天坛医院以大面积脑胶质瘤，作一侧切除手术。化疗一次及意识丧失，成为植物人，医院专家以治疗无意义劝其回家。于2010年元月13日，接受中医治疗，两周后意识初复反应感觉出现，9个月后拍片，脑内大面积肿瘤消失，已能在室内行走，语言反应准确，但不流利，这是手术的脑障碍现象。当时治此症时有西医说，中药透不过大脑屏障，没有中医能解决了脑胶质瘤，而病人一月的变化，9个月后的多次拍片，让这些专家目瞪口呆。

牛某，女，幼儿，二岁半，2003年8月9日住院。因高烧不退，腹胀昏迷，拍片双肺大面积积脓，于13日下病危通知书，要求其父母5小时内转向北京301医院进行肺置换手术，名则作换肺手术，实则无救推塘。

一谁五小时能将患儿运到北京，二则动物的肺也不容易换，何况两岁半的孩子，肺源从何处来？这种高科技行为，真是羞死人。一家人，抱着昏迷的孩子慕名来我处，请求中医治疗。经详细查看，余以为，清热通便，便可治愈。投以自拟清解汤轻剂，三小时后昏迷解除，六小时医院再次拍片，积脓已退四分之三。于次日治愈出院，为防止肺粘连，投药十付回家。于2010年夏，已是一个生长良好、活波可爱的小姑娘。如果此症去北京换肺，此女可有生还的希望吗？我想大家的回答是一致的"没有"！

牛某一案的治疗，奠定了我对一切高热病的治疗思想，在非典时，曾用此方治了许多控制隔离的非典患者，其中最严重的5例。9岁小儿梁某，山西一例曾某，广州外逃一例叶某，一例温某和肺科医院收治一例。医界上层，在网上又发出许多所谓地方名言，什么苍术、藿香、大青叶、贯众、板兰根、金银花、连翘、蒲公英，皆尽理论权威之言论，毫无临床实践之效应。凡服了网上7方之人，没有不恶心干呕的。我也试服二方除咽干恶心外，任何作用没有，而有效处方不能公开于世，这就是我们人微言轻的结果。

伤寒论序云：怪当今居世之士，曾不留神医药，精究方术……但竞逐荣势，企踵权豪，孜孜汲汲，惟名利是务……卒然遭邪风之气，婴非常之疾，患及祸至，而方震栗……委付凡医，恣其所措……蒙蒙昧昧，蠢若游魂……忘躯徇物，危若冰谷，至于是也。这是对非典时期医界的最好写照。非典的出现对西医的不科学滥用药物，是一次严重的针砭和警告，对中医是一场促进。余虽不才，但以小方献给大众，如遇高烧热病，非典热疫，投无不效，毫无毒副作用。

双花 30 克，黄芩 12 克，牛子 12 克，生石膏 50 克，僵蚕 18 克，浙贝母 18 克，甘草 15 克。有肺部症状加葶苈子 20 克，有脑部现象加羚羊角 1 克，有白血病现象加犀牛角 2 克，有咽部现象加射干 12 克，荆芥 18 克，腹胀加厚朴 30 克，大黄 12 克。此为成人量，小儿酌减，服后轻度腹泻，即热退症安。

余以为非典是宇宙生物链激变，人体免疫力下降所形成的，均是化学药物，不科学使用造成的，新型生物菌群对人体的侵害现象。

陈某，男，18 岁，学生，2008 年 12 月 6 日初诊，其母言，近三年来，孩子多次在兰州住院，均诊断为"自发性气胸，肺大泡，破裂"，抢救过五次，花费十万余，家中已一贫如洗，多方打听才来求治。当时孩子呼吸急促，胸闷胀痛，口紫面青，咳喘多作，余急以瓜蒌薤白半夏汤加味。七付，痛止闷减，咳喘定，二方大安。因见拍片心脏偏小，胸廓内陷严重，前后不及 10 公分，且气短乏力，脉弱。改方，补中益气汤加味，以膻中气陷论治。从 12 月 20 日至 4 月 4 日，共服药 80 付，孩子病愈体壮，胸廓隆起。

张某，男，42 岁，多家医院确诊为"自发性气胸"，双肺"肺大泡"，三年抢救多次。于 2010 年 12 月 4 日来我处求治，气短胸闷，难以顺气。痛重，多汗少食，面青，舌右侧青紫条，身冷尿遗。此寒阻肺胀之症。西医不知寒热，岂能治此小病哉！以补中益气汤加味，重加姜枣。区区 35 付药，月余之时便病愈体复，如同常人，这就是真正的科学。

对于痛风，西医认为是尿酸过高形成的。原因尚不明确，以秋水仙碱、激素、消炎痛予以治疗，很少治愈。但余在临床见被西医治残近亡的多例，其中二例极为典型。

蔡某，男，33岁，2009年10月20日初求中医诊治。自诉：痛风六年，专家结论"激素维持生命"。现症，服激素强的松30mg（6片）地塞米松40mg（8片）一日。人体变形，如水烫之猪，虚肿，水肿，高热，剧痛。已卧床不起三年，体重近200kg，四肢短小，躯腹虚大惊人。手指不及寸长，左手中指及背面三块2.5×2.5cm乳白色痛风结石，全身皮下多块，最大一块5×5cm在左肘前，高突剧痛。转身坐立亦很困难，高热42°C，水肿通身，双目难睁。白细胞24.6-52.2×10^9/L，心率130-160/分钟。胸闷，心慌，气短，窒息欲死。家人如火如荼，苦不堪言，为医者要有仁者之心，更要有仁者之术。见此大险之疾，更是要有大道之术。余以水湿内蕴，肾水不化，君火浮越为治，投自拟益肾退水汤，重加生石膏，山甲。白细胞持续高升，故用犀角粉3g。5付药，水肿，高热，血压，心律正常，痛风石开破，流出乳白色石汁，疼痛随之大减。由于犀角粉昂贵，故去之，原方10付，虚肿，水肿几乎退尽。腹部皮肤下垂如帘20cm多，转入第二段治疗。一月后已能下床行走，由于经济困难，而暂停，待其自行恢复体能与脏器。真不明白服用药物毫无疗效，越治越重这样的医疗科学吗？

高某，男，50岁，2010年1月23日初诊。自诉患痛风十余年，秋水仙碱、强的松、消炎痛、布洛芬长期服用。右膝可触及10×10cm一块硬肿，灼痛，难以伸曲，跛行，丧失劳力已4年。夜间剧痛大汗淋漓，四肢可凹肿。此乃热痹小疾，而久服西药，蕴毒损脏，肾衰尿少，水肿。嘱停用全部西药，余以桂枝知母石膏汤加山甲。10付药，痛，灼，肿胀，跛行一次愈。化验痛风因子消失，原方加蚕砂9g，10付巩固。询至今未犯，作愈论。医学科学是什么？余以为是疗效，毫无疗效的科学是不科学的。

林某，男，53 岁，因患脑溢血住省医院。2009 年 3 月 24 日，某省级医院发病危通知书，一家人不知所措，邀余去看顾。诊脉查诊，料是小疾，安其勿慌，投中药 5 付。劝其出院回家，作休养较医院空气好，一家人半信半疑。服药 5 次，次日病人清醒，能下床上厕所，于第三天出院回靖远，共服中药 35 付（八王一风散二料，就愈，追访健在至今）。

肖某，女，50 岁，患糖尿病，西医治疗四年后，兼病多发从头到足内外皆病。最严重的有 6 点：1、心绞痛，夜间发作，胸闷，痛，憋气，已抢救多次；2、肾病，肾损害，尿少，水肿，全身可凹肿，尿潜血+++；3、皮下红斑，皮肤瘙痒严重；4、左目失明，右目指视不及 2 米；5、双下肢青紫，溃烂，西医诊为阻塞性脉管炎，因糖尿病不敢截肢；6、高血压，头痛，牙痛，失眠，晕，每日三把西药，9 种四十余片。专家料定，生存不过三个月。于 07 年 12 月 26 日求治，20 付中药，心绞痛愈。10 付中药，肾病水肿愈。10 付中药，皮肤红斑瘙痒愈。20 付中药，双目复明，10 付中药，尿潜血愈。3 月 17 日血糖 15.2mmol/L 降为 10.2mmol/L，7 月 18 日脉管炎愈，带药 30 付巩固治疗糖尿病。至今良好，西医专家三个月的结论正好相反，三个月后基本痊愈。这是什么科学，让世人评论。类似这类的病例比比皆是，难以胜举。由此看出化学药剂不能治病只能造病。这应该引起世人对药物的重新审度与思考！

张某，男，58 岁，因糖尿病在住院三个月。胰岛素 32u/日，用半年，出院时尿糖 8.3mmol/L，血脂 14.3mmol/L。头昏晕，乏力，口渴，多饮，尿频有异味，失眠，发热，舌苔厚腻，双下肢肿，左寸沉濡余弦细，血压 100/160mmHg。于 2010 年 2 月 4 日来我处求治中医，余以自拟平糖饮 10 付，嘱停全部西药，包括胰岛素，于 2 月 24 日，血糖空腹为 5.7mmol/L，诸症消失。血压降为 80/130mmHg，再 10 付，于 2010 年 3 月 9 日化验，均正常原方 10 付以巩固。

赵某，男，53 岁，患糖尿病 3 年。降糖药五种之多，服用两年半，胰岛素 36u/日，注射两个月。近一月住院，空腹血糖 23.1mmol/L，酮体+++（出院时减为+）。于 2010 年 2 月 27 日初诊中医，主症：乏力，下身潮湿，头昏痛，口干多次，尿频腰痛，诊脉左寸右尺沉濡，余以自拟平糖饮加蔓荆子、焦芥穗、甘菊，10 付。嘱停一切降糖药，3 月 15 日化验，血糖 7.2mmol/L，酮体消失。去后三味药，原方 10 付。4 月 6 日，一切症状消失，化验血糖 4.1，再以上药 10 付巩固。

张某，女，72 岁，糖尿病 5 年，胰岛素 35u/日二年，眼底出血一年。肾检，尿蛋白++，潜血++，空腹血糖 12.5mmol/L，血压 110/160mmHg。大医院三家，均诊断为糖尿病，肾病，眼底出血，黄斑变性。主症：右目失明，左目视物不清，失眠，水肿严重，可凹肿至膝，手臂亦肿，头昏晕，牙痛。余分四层治疗。先用自拟退水汤加味，14 付，水肿退，血压降，尿蛋白消失。二用平糖饮，加大小蓟炭，21 付。血糖降为 9.3mmol/L，尿潜血消失。再 21 付，左目恢复，因牙痛。以清胃散 10 付，血糖降为 7.2mmol/L。诸症消失后，以平糖饮加味，20 付巩固，就一切良好，作愈论。以老人之糖尿病，降糖药一次嘱停，胰岛素减半，三次药后全停，主要是考虑老人体弱，聚停生变。

张某，女，76 岁，糖尿病三年，眼底视网膜病变，失明 5 个月，眼底黄斑变形出血。主症：尿频尿遗，口渴多饮，身窜痛，乏力，服降糖药，胰岛素 35u/日，三年。现血糖 21.3-9.3-10.9mmol/L 之间，腹泻严重，四肢凉，怕风。余以平糖饮，加夜明砂，从 2010 年 9 月至 2011 年 2 月，共服中药 35 付，眼睛复明，身痛消除，关节痛已无，血糖 4.7-8.4mmol/L 之间，再以十付药巩固作愈论。

王某，男，52 岁，2009 年元月 7 日初诊，患糖尿病六年，胰岛素 40u/日，降糖药六种，并限严格节食。乏力，失眠，萎软，右腿无力，已跛行。龟头一大红泡，灼痛，周边小脓疱疹，口干尿频。余以湿热下注为治，嘱停用一切化学药剂，包括胰岛素，以平糖饮加公英颗粒，40 付。2 月 25 日，完全治愈，化验血糖 4.1-6.9mmol/L，以药十付三天一付巩固。此为典型的湿热下注型糖尿病，在西医已是不治之症，待死而已。西医治糖尿病，严格限食，无知的让病人三根苦瓜，三两荞麦面，认为是医疗发现，规范治疗，岂不知是无能无效的医疗表现。中医治疗糖尿病，只让患者，清淡饮食，不要厚味而已。许许多多的糖尿病患者，均长期饥饿，体力不良，变生诸多恶性病，而导致死亡。在糖尿病的治疗上，中医"阴平阳密，精神乃治"的思想显得十分优秀，十分科学。而西医降糖药、胰岛素、胰岛泵，显得十分落后，十分无效，引发的恶性病，如眼底病变，肾病，心衰，皮肤溃烂等很常见。由于治疗药物无效，而严格限食，由于治疗药物毒副作用明显，而不用又没有别的方法，故西医称糖尿病为无法治愈的疾病之一。中医以病愈停药为治愈标准，而西医则终身用药作为治疗标准。中医认为久药必毒，而西医则从不考虑毒副作用的后果，只要能救一时之急，就为疗效，降指数就行，这种思想有科学可言吗？

康某，女，55 岁，2007 年 8 月 18 日初诊。主诉，身患二大绝症，上四家大医院，均言无治。1、糖尿病四年，胰岛素 36-46u/日；2、白塞氏症，下阴白斑，痛在内外，灼，痒，烂，流液。由于此人早年左手手臂重度烫伤，无法诊脉。现症：恶心，呕吐，高热 39°C，口干口苦，尿灼热，遗尿不禁，乏力，无食欲。下阴痛时蹲地抱腹打转，血糖空腹 28.44mmol/L，尿中酮酸++，脓细胞+++。余以阴虚胃逆，投以自拟平糖饮合竹叶石膏汤。5 付，高热，下痛几无。转方，旋覆代赭汤 10 付，合龙胆泻肝丸冲服。9 月 3 日，高热，呕吐均无，食量大增，嘱其无限量，能吃尽吃，但要清淡，无膏粱厚味及可。改方，平糖饮加龙胆泻肝丸，外加洗药。9 月 17 日，下阴收干，脱银屑块许多，口干渴多饮多尿均无，痛肿烂痒再无作。原方 5 付，9 月 24 日化验，空腹血糖为 8.8mmol/L，白斑亦消失。又 5 付，没用龙胆泻肝丸，血糖又反升为 9.3mmol/L，以原方加龙胆泻肝丸 10 付巩固。于 11 月 3 日，一切正常停治。一年后，因感冒来我处，血糖偏高，调治后及愈。问及白斑，血糖均正常无犯，作愈论。此二症，均为西医列为不治之症，而早在二千年前，金匮要略就有狐惑，阴蚀之说，有很完整的治法。而我们当代人，却以不治之症，搞所谓的研究，能不能翻一翻古贤的遗留。捡起便可救人生命，何等简单，何等有效。西人无可说，可说的是我们中国医生，丢掉了老祖宗的宝贝，捡起了西方人的垃圾。拿大旗作虎皮，冠名高科技，实际无效到了极点，可怜无知，冤枉至极。

两千年前，中医就以消渴论治糖尿病，以上消，中消，下消分层备细，方药完整。而两千年后的西医，在高科技发展的今天，反倒以糖尿病为终生用药，不能治愈的专项疾病。投入大量的人力，物力搞所谓的研究。难道抛弃历史，放弃实践，不学无术，标新立异就是所谓的科学吗？

从以下几个案例：看罗京之死，再让世人评说"科学"。

徐某，男，21 岁，2007 年 6 月 20 日，右侧腹股沟发现花生米大小包块，医院以"静脉血栓"作手术两次，变为 12×8×4cm 肿块。10 月 30 日，作活检及手术二次，病情恶化。

于 11 月 12 日，诊断为"霍奇金氏淋巴瘤"三个疗程化疗，头发眉毛皆无，面苍白，无血色，臃肿，口中流血。由于花费近 40 万，孩子奄奄一息，好心的医生劝其回家，言治疗无任何意义。但医院的出院证明上写"好转出院"，于 08 年 1 月 2 日就诊。经检查，右腹股沟有一 14×8×4cm 大肿块，青紫色。全身淋巴区多块肿物，最大两块在后项，淋巴区约 5×5cm。呼吸困难，疼痛难忍，只能半坐，面胱面肿，神倦眼难睁，乏力语不清。真让人看了心疼，小小的一个"痰核流注"不要说是医生，就是农村老太太也能三日内治好（余小时就曾见过）。而当今之高科技，花费四十余万，就将一个气血方刚的小伙子，折磨成如此。其父母每天以泪洗面，不敢为孩子再想。此情此景，让余愤然，直言保证，月内给予根治。十付药全身肿块除右腹股沟一块缩小一半外，其余全失。2 月 19 日再 10 付，头发眉毛就均长出，但细茸，再 10 付就愈。3 月 17 日作 CT 检查，一切内外淋巴，皆无结节，停药。后此子上学，看望过余多次。此类病治愈无数，因属初级中医，读了中医入门便可治疗的疾病，故留案很少，仅保留了西医大动干戈，推向死亡的几例。

梁某，男，31 岁，2009 年 7 月 9 日初诊我处。主诉：年初多家医院均诊断为"霍奇金氏淋巴瘤"。化疗，骨髓移植失败后，无望回家，经人介绍来此。检查，项，喉，腋下，双侧腹股沟均有，以项部二块 3×3cm，后项 3.5×3.1cm，右前项 2.5×2.5cm，腹股沟右侧 3×3cm，两块为最大。面色土黑，鼻衄，齿衄，经常发热 38.2℃。乏力多梦，体重两月减少 20 余斤。现身高 1.8 米，体重仅 96 斤。化疗三四次，头发眉毛尽落。腰穿二次，腰痛，难以站立。右臂血管由于化疗，强直不能弯曲。脉沉濡舌瘦小，长期大剂量地米，强的松，扶正冲剂服用。

汗毛一脸，有气无力。余以"痰核流注，药毒精竭"为治，先治痰核，再以扶正，投方仙方活命饮和归脾丸。10付，热退衄止。50付，一切如常。于2010年5月2日在省医院拍片，检查全身无淋巴结肿大，甲腺动力学未见异常，作愈论。

还有陈某、黄某、徐某等几例，治愈后还怀疑此症不能救治的几例，档案不全的患者，直到中央电视台罗京被治死后，沉痛不已，以罗京之死为西医之耻辱，中医之悲哀！耻辱的是西医，占主导地位，而无科学可言，让人迷信。悲哀的是，宝贵的中医学，为国人所忘记，中国人不懂中国文化。中国医生不懂中国医术，这真是中国医界的一大怪事。

肾病不知何以难治，全国众多专家专研肾病，多家医院治疗肾病，都在一个观点上。轻则长期大量激素，稍重一点透析，换肾，但请问西医科学有治愈的一例吗？专家的回答是一致的，就是没有。余虽不才，学历低，实践浅，可以说不学无术。不学是没学过西医，无术是不会透析和换肾，但治愈的肾病不乏其例，而余治愈肾病的最艰难过程，就抗透析，抗激素，如无此二恶作的肾病治愈率不低于95%。

岳某，男，20岁，于2007年3月26日请余至医院肾病科判断病人生死，诊其脉细如线而长。虽昏迷面相端正，《内经》言"脉大于常人四倍者，谓之关格"，孩子脉细而长，非关格重症，是医院误诊所致。病历上医院确诊为：1、尿毒症（四日无尿），已下病危通知书；2、肺肾结核；3、结核性脑膜炎，透析四次，住院已一月，医院限期两日内再付八万再作透析。由于农民无钱，医院停治。当时孩子目睁不合，眼目无动，无反应，消瘦如柴，面土灰色，看舌不能开口，问症语言消失。尿少自遗。查病例数据，尿量120mL/日，血压80-138mmHg/ 110-190mmHg，尿酸3670μmol/L，尿肌苷600-

1444μmol/L。双肾肿大，治疗分二法，便可救治：1、抗尿毒恢复肾功能；2、抗脑昏迷治结核。余当时以此症"有惊无险"告诉其家人，处方3付，嘱不拘时服。28日下午，打电话，于当日晚11点，排浊尿约400mL，昏迷解除。4月1日走来我诊所就诊。4月21日，外症正常，尿酸肌苷，化验正常。5月8日完全正常，初愈巩固。5月22日医院拍片，肾肺结核均无。以最后方十付作善后。后一切良好。

张某，女，20岁，肾病二年，激素，地塞米松一日40mg（8片），强的松（4片）20mg/日。省级三家医院治疗二年，肾穿刺二次。后腰痛，难以直立，故休学。于2007年12月20日来我处求治中医。当时孩子臃肿，肥胖，面上汗毛一层，全身浮肿可凹，潜血+++，蛋白+++。15付中药后，于3月13日按嘱停激素，强的松已停，地米减为4片，化验尿蛋白，潜血各为+，水肿血压均正常，再以中药15付，就大愈。5月因感冒不知服用何种西药，又浮肿，在省医院检查是，一位专家严厉批评说，没有听说过中医能治肾病的，一次开给了7800元的西药。其父无奈又服一个月后，症状加重。该专家说，必须透析，有钱的话，准备30万换肾。其父又领至我处，求治中医。余以中药45付，于9月中旬，彻底治愈。可笑的就是其父于8月份提了一大包西药，从上午等到下午待病人看完时，给我放到办公桌上。我当时还以为给我送礼物推辞不要，并批评说，孩子有病日久。你已经经济困难，还买礼物馈医，太不应该了，我不能受，结果其父眼泪直下，说不是礼物，你这里看肾病的病人多，这是价值7000元专家开给的治肾病的药物。请我帮个忙，便宜卖了，给他是个垫补，弄得我哭笑不得。我说因为这些药治不了肾病，你的孩子服之无效，卖给别人同样也是无效，希望你能理解。劝其回家，最好烧毁，不要因钱伤及他人。

更为滑稽的肾病患者刘某，男，38岁，2008年9月10日来我处求治中医。自言在住院半年，由双肾弥漫，腹腔积液，诊为"难治性肾病"。劝其透析或换肾，当时水肿严重，面腹黑酣，尿蛋白+++，潜血+++。从9月10日到11月12日，共服药40付，化验拍片一切正常良好。11月25日，同前例一样，抱着一个方形纸箱，从上午等到下午，见病人没了，给我说，这是一个"小型呼吸机（吸氧机有可能）"是一位专家开给他的价值5200元。说是他的肾病如没钱透析和换肾，就买上这个呼吸机回家了。如将来发生呼吸困难，可有一用，挺方便的。现在肾病好了，你这里肾病多，帮我把这个卖了，把我也弄得哭笑皆非。后来我建议把这个东西便宜卖给基层卫生院，或有实用。这类肾病所谓难治就是西医的片面机械，滥用激素的错误行为造成的，在中医此类病仅属肾水不化而已。

真正难治的肾病有二类。一类，如程某案，严重萎缩性肾病终至败亡。二类，透析七十次以上，如未某案，血液平衡养分丢失太多。均是透析激素过度使用，导致多脏器，中毒，衰竭，中医救治为时太晚所酿成。

程某，39岁，于2004年12月5日初诊。主诉，25天前市医院，以急性肾功能衰竭，三天无小便转来。二周内透析7次，小便点滴皆无，定为不治之症，劝其夫准备后事。

主症复杂，一言难尽，最危险的有四症：1、高血压（120-180mmHg/160-220mmHg），昏迷眩晕；2、胸腹灼热，腹胀如鼓，二便不通；3、上热下寒，大汗淋漓，心慌难忍，症如"戴阳"；4、全身水肿，可凹严重，口干唇裂。脉弦强洪大，舌瘦小青暗。

《内经•素问•六节脏象论》曰："人迎与寸口俱盛，四倍于常人者，为之关格"，"关格者上不得入，下不得出"，"关格之脉赢，不能极于天地之精气，则亡矣"。

再看此症，"戴阳"之症大现。阴阳离绝，天地不交，关格内阻，上下不通，二便齐闭。加之医院不让饮水，阴竭于内，阳浮于外。而症重急危者，莫过于昏迷与无尿。如此大险之症，余不敢遵古方，以交阴阳，更不敢遵徐灵胎先贤所说"当于通便，止吐之止法"。也不敢急下存阴，用大小承气汤，而以降血压，护清阳，活泼肾机，而通三焦为治，投方天麻钩藤饮加沉香、滑石、益母草、白茅根、冬葵子，3付。于9日来时，言药未服尽，感觉良好，血压降，昏迷除，小便有，但艰涩，大便已通。胸腹灼热胀痛吐均无，口干唇裂已无。余建议患者口渴就饮，不拘多少，能喝就喝。

无水何以有尿，无尿何以排血毒，血毒不排，肾功焉能恢复。并建议延缓透析，三五日一次。改方滋肾通关丸加味，3付。于12月11日，言服后，于10日下午及来小便约10-20mL二次，于今日7点见小便40-60mL。诊脉已无弦大，再进原方3付。于13日言，尿量增加一倍，多时可达150-300mL，透析已为5天一次。于17日晚，带药10付。于12月31日再来诊病时，体症大为改善，尿一日三四次，量70-180mL，时混浊。化验尿肌苷为982μmol/L，上方20付。于2005年1月9日来电话说："尿量昨日，明显增加，体能明显恢复，但透析延为7天1次，医院不允许，医院要求2天一次，否则不给透"。

我也知道医院为啥不给透，大家一看也知道，为啥不给透。据说三十个病人透析，就能养一个县级医院。任何人都知道，透析治不了肾病，仅是辅助手段，医院要是利字当头，岂不危害人类。

什么"以人为本"，什么"人道主义"，在利益的驱使下，早已是骗子的幌子，反过来把罪名加在我们中医身上，言："不透析，延误病人，你要负责"。结果把7天1次透析，原改成2天一次。不及三月，双肾萎缩，重度贫血，死在透析室内（此间中药，仅用10付，基本停治）。

总结的说，此症险重，为余所治肾病第三例。选用处方，尚不成熟，疗效不迅速，我个人也不满意。但西医的，所谓科学手段，更是让人不齿。中医一切理念，无论从学到修，从诊到治，从方到药，都本着以人为本的思想，是真正的人道主义。

未某，男，21岁，2007年6月22日初诊。主诉：在省级医院住院9个月，诊断为"慢性肾衰竭，贫血，难治性肾病"。透析1周3次（现已9次），服药11种（药名不详）。医院要求严格限制饮食。现症：1、血压100/140mmHg；2、尿量200mL/日，尿蛋白+++，尿潜血+++，尿异味重，泡沫严重，尿肌苷3197μmol/L。乏力，晨起恶心，双手土灰色，面酮垢重，水肿可凹，但不重，仅在踝部。血肌苷1366.9μmol/L，左肾脏13.7×6.8cm，右肾脏14.7×5.8cm，腹胀。余以尿毒症一号方，5付。29日上症改善，尿异味消失。原方加决明子，菊花，5付。7月5日停服一切化学药剂，血压为96/126mmHg，上症基本消失，双手土垢已无，体能恢复如常。透析由原来一周三次，延缓为一周一次，原方再进。8月10日，因感冒发热，医院不知用啥药后，上症反复，二便没有。水肿，呕吐，腹胀痛。医院诊断为"阑尾化脓"要做手术，其父母又领来我处，以上方加红藤，元胡，大腹皮，厚朴，大黄，芒硝。3付药，上症消失，再改方自拟尿毒症一号方加味，诸症无。但在 8 月 17 日，医院拍片检查，阑尾正常，胸脘有积水。不得已，又改用二次方，加葶苈子，车前子，5 付。8 月 24 日拍片，体内腹水，胸水均无，又改为尿毒症一号方。9 月 29 日除血压，有时升为 110/180mmHg 外，体内外症状全部正常。改方天麻钩藤饮，降血压。至 11 月 1 日，医院化验，尿肌苷 776μmol/L，血肌苷 646.6μmol/L，贫血指数正常，尿素氮 10.1μmol/L，血压 90/150mmHg 为最高时，平时 70/130mmHg。尿中异味，泡沫均近正常，尿量亦如常。建议透析一周一次，但医院说不行，要透析最少一周二次，否则就不给透。后经商量透析为 5-7 天一次（实际两周一次）。至 2008 年 4 月 3 日，因孩子脾气暴躁，父母无奈，在外猛吃鸡腿 4 个，一次造成肠梗阻。于下午住进医院，医院要求先透析，再作手术，结果死在透析室内。

从此病例来看，作为中医，用药处方，成熟有效。在治疗肾病，肾衰竭的五个重要环节上，都显示出了西医无法想象的能力：1、消除体症，灵活多变，全面周到，尤其在尿少，水肿，腹胀，大小便不通时，大承气汤合于尿毒症一号方，对于增加尿量，消除症状，有积极的效果；2、对于血压的降低和稳定，当尿少时天麻钩藤饮加沉香，滑石，尤为巧妙，足以活泼肾机；3、对尿异味，尿泡沫，重加白茅根效果显著；4、西医化验指数的降低和消失，尤其用大黄降肌苷确实良好；5、对于抗激素，抗透析，作了一个完整有效的实践。用自拟益肾退水汤，对于激素依赖，透析依赖，这个关键的临床疑难问题，得到了有效解决，尤其温阳利水法，更是有效。为中医治愈肾衰竭，尿毒症，作了一个完整有效的总结，唯一不足的就是，患者最终因任性，暴躁，暴食，暴病，而亡于透析，殊为可惜。

佛度有缘之人，医治有缘之病。病人无缘，医亦无奈，所谓，天之所定，人不可起而强之，正即此也。

李某，女，22岁，2007年12月12日，某省级医院，诊为右肾重度积水，难治性肾病。尿肌苷1444μmol/L，尿蛋白++，潜血+++。主症水肿，尿浊秽。从2008年1月1日-2月26日，共服中药40付，自拟肾3号方。于2月15日在省医，作全项检查，一切正常。以上药10付，嘱三日一付，作巩固。一年后，再查一切正常，停药作愈论。

王某，男，16岁，其父母哭诉，孩子于六年前，感冒输液九天后及开始饮多，尿多。地方医院以糖尿病治疗，一年无效，三家省级医院治疗五年，越治越重，越治病越多。专家会诊认为是世界上无法治疗的疾病之一。

2009年7月21日来我处咨询，主症有六点：1、尿崩症，服西药，激素，消炎痛，卡玛西平后，尿一日12-13次，一夜5-7次，饮水3000-6000mL/日。如果忘记服药，则平均十五分钟一次尿，十分钟一饮水；2、严重的口腔溃疡，满口腔白片斑脓状，内陷处青灰色，舌红赤灼痛，饮食艰难；3、紫癜性肾病，双下肢肿，尿蛋白+++，潜血+++，肋部双下肢大片紫褐斑几乎满布；4、肌肉萎缩严重，胸腹皮肤一揪一大片，与肌肉分开，以双下肢（踝以下因水肿看不到）踝上大片干皱内陷；5、视力下降，470度眼镜，亦视物不清，不耐久视，眼目干涩；6.乏力，消瘦，右肾区，触痛明显。

于2009年7月21日初诊，当时余考虑到，孩子病情严重，现象复杂，久治不愈，恐其父母对治疗信心不足，而西医专家均言"不治"，容易对中医产生误解，故未用尿崩方，而是仅开了一付"自拟泻黄散"。几毛钱一付，嘱其凉噙，以解口腔灼痛之苦。8月3日再诊，其父母言，一次口含，口腔灼痛除，三日后白斑尽无，五日后，舌红肿消失。此乃西药药毒所致，故愈。现已能吃热饭，转方治"尿崩"，用自拟尿崩方20付。到8月31日，口喝大止，尿次每日夜约10次，嘱停一切化学药剂，再20付。至9月28日，紫癜右肾痛消失，视力由470度下降至370度，目视已良好，原方加黄芪，白参20付。到10月26日，尿崩愈，夜间仅1-2次，肌痿水肿乏力均无，再前方用药60付。于2010年3月23日，一切症状良好，化验血，尿，均正常，以上药十付，三日一付作巩固。于2011年春天，因感冒来，身高明显长高，其母言，学习良好，送匾牌一面，以作纪念。

　　总结此症，一开始，西医大量给孩子输液，导致孩子体液平衡丧失，脏器功能失调，形成尿糖现象。再用降糖药，导致肾损害，导致尿崩症发生。再用西药治疗尿崩症，形成血液细胞成份紊乱，造成肾型紫癜。加之消炎药，卡玛西平等药物，严重损害视神经而视力下降，说西药治一腑之病，损五脏之体，不为不实。

　　杨某，女，20岁，2009年6月4日来我处治疗。其父言，2004年至今，省内外国家大医院确诊为系统性红斑狼疮，于2007年秋在省医确诊为，红斑狼疮肾病。每天服强的松100mg，医院说维持孩子生命。孩子当时全身红紫水肿，双目不睁，满脸灰色汗毛一层，双手指，肉脱骨露，十分恐怖。红紫状柳叶斑，从头到足，腹部双下肢尤为严重，确实让人惨不忍睹。双足指甲漆黑，尿蛋白+++，尿潜血+++--+++。

　　余以水湿之毒，内浸脏腑，外腐凑理，投方自拟退水汤加味，10付到6月17日，肿退症减，手生肌膜，骨已无外露。原方20付到7月15日化验尿蛋白消失，潜血++。再10付药，到8月1号肤色已近正常。

于 8 月 1 号换自拟失荣汤 60 付药后，彻底治愈。二年后因服感冒西药，又小反复，仅觉手足肿胀，再以上药 10 付治愈。尿蛋白，潜血，红斑均正常未犯。

肾病，其严重的程度，体态变形，肾萎缩，体无完肤，白骨外露。虽经中医完全治愈，但颇费周折，这些恶变，并非疾病本身，均是西药化学毒害造成的。

张某，女，54 岁，患系统性红斑狼疮 6 年，激素已服六年。西药已无有效治疗药物，劝其在家静养。于 2009 年 3 月 18 日，来此初诊，面部红斑遍布，外隆，红肿，中又内陷。干酪多处，四肢均有，轻痒，灼热。双下肢可凹性水肿严重，牙齿根部出血，头发干枯，眉毛稀少无几。面土褐色严重，四肢关节楚痛难忍。血压高，头昏晕，舌瘦小，舌左边有一青条内陷。此湿热之毒，内浸外溢，脏腑三焦俱损而成。尿蛋白+++，潜血+++。余以自拟益肾退水汤加味 30 付，上症大无，尿蛋白+++，潜血为+。于 2009 年 10 月 7 日，红斑及上属症状完全消失，化验一切正常。2009 年 11 月 11 日，12 月 2 日，12 月 29 日，停药后三次化验，各项指数均正常，以每月 5 付中药作巩固，一年后一切良好。

宿某，男，28 岁，2009 年 2 月 9 日因腰痛在某专家拍片为双肾结石 4×4mm，4 块。并伴右肾积液，医院安排做碎石机碎石，收费高，故来此，问余肾石可中药化去？余言，完全可以，以二十付药为限，服药 10 付，去该专家门诊拍片 4×4mm，4 块变为 2 块，又 10 付于 3 月 13 日，再去二家大医院拍片，均见结石积液消失，嘱多饮水，多运动，以巩固不犯。于 2011 年，言一切良好，检查过二次，一切良好，作愈论。

崔某，男，21 岁，2004 年 11 月 29 日多家医院，因突发腰腹痛，拍片诊为"左肾结石"，0.6×0.2×0.7cm 三块。2003 年因尿道结石手术，阑尾手术后，右腹因粘连疼痛。不能直立，晚上睡觉，只能平仰，尿黄时有尿血。如此恶果并非疾病本身，而是错误的，野蛮的医疗行为所导致。虽然现象严重，在中医而言，亦不过是小疾而已。处方自拟沉香饮加红藤。至1月16日，24付中药，拍片肾石消失，34付中药后，粘连腹痛均消失。

李某，男，15岁，省级多家医院，诊断为"多发性肾结石"，在省级某院，住院8个月，又发阑尾炎。医院要做手术，其父母恐慌怕有啥问题，于2004年7月16日，领来我处求治中医。余以自拟沉香散加红藤，嘱多饮水，多运动，10付药。在省级某院拍片，结石无，阑尾愈，为肾结石合并症的治疗，开了一个先河。

姚某，男，43岁，于2008年11月6日，医院拍片为：1、双肾结石；2、胆囊炎；3、肝回声欠佳（脂肪肝待排）右肾窦内见数个强光斑，最大4×3mm，左肾见2-3个，最大为3×3mm，诊断为双肾结石。中药，碎石机碎石多次无效，到2009年7月16日来我处求治。最新拍片为4.3×3mm，左3×3mm，并伴有积水，胸闷，心慌，失眠多汗，小便不净，尿频。余以自拟沉香饮，7付，一次腰痛，肢肿无。到8月5日，下午突然打电话说困痛难忍，余以是肾石排出入输尿管狭窄处所引起，不必惊慌，再服及止。后果如其所言，二十余分钟，痛豁然而止。于8月6日拍片，双肾结石积液均消失，肝胆正常，查膀胱亦如常，作愈论。

未某，女，48岁，2006年5月5日因患肾结石住院治疗，除服多种西药外，作碎石机碎石七次后，发现，右肾结石1.1×1.1cm，在集合管体处，无法取出。并引发心肌炎，气短，胸闷，心慌，心痛，颤，热。并作右肾积液穿刺术，左肾内

1.4×0.9cm。医院医生推荐来我处求治中医，余以自拟沉香散，5付。从5月5日至5月10日，上症及腰痛，腹痛均无，再以原方5付。至5月15日拍片，右肾结石，积液已无，左肾结石由1.4×0.9cm，变为1.1×0.5cm。原方10付，回家作巩固治疗。嘱其饮食清淡，多饮水，多运动。

余在肾结石治疗中以，1cm以上结石先化后排，0.8cm以下可先直接排石，石去积液自消。

癌症肿瘤，有人说是人类的天敌，我看不是。早在二千年前，中医就认为"毒淤痰结"脏腑经络，瘀滞所成。言不可治者，未得其术也罢了，怎么就成天敌了？真正人类的天敌，是人类自身的不科学行为。破坏大自然，违背自然规律，滥用化学药剂，破坏生态平衡，破坏人体免疫体系。从医学科学来看，造成这种破坏现象的，只有西方医学和化学合成的药物，以下案例就是说明。

赵某，男，47岁，2009年12月19日求治中医。自诉患病一年余，住院治疗三次，越治越重，越治病越多。此次住院医院要化疗，脾切除，大量使用白蛋白和激素。无法接受，故寻求中医治疗。拿出一大叠病历，足有两寸厚。主要诊断为：1、血小板减少性贫血，作骨穿刺两次；2、肝硬化，脾肿大，腹水中度；3、肺介液质病变，右肺圆形肿物，淋巴多处肿大，胸膜增厚；4、心脏窦性心律不齐，早搏；5、萎缩性胃炎三级。临床症状主要是咳嗽，咳遗小便，喉痒，怕冷，乏力，少食，腹胀，双手指头青灰紫色，肿大，西医所谓杵状指。面土垢色，常发低热，午后尤甚，左寸右尺沉濡，舌苔，青灰，厚腻。

余以："风嗽"小疾，日久误治，肺失清肃，痰淤气虚论治。投方，止嗽散加味，15付，劝出院回家服药。2010年元月17日，再来兰就诊，简直判若两人，外症全失。原方15付，再进二次，3月25日，血象，肝硬化，肺介液质圆形肿物，淋巴结均正常。再以上方小改一次，巩固作愈论，留诊断报告2月23日片为证。

　　吴某，女，50岁，于2008年10月30日。宫颈癌三期，化疗后贫血严重，求治中医。病历上注明，宫颈癌三期，活检两次，周围淋巴肿大，肝上有点状，考虑转移。来求中医治疗，服药60余付，宫颈鸡冠状癌组织，肝脏囊肿样改变均消失。病人闻病愈停止服药，余劝再服四十付，以防其他脏腑转移，患者不听。停药至09年下旬，突然腰骶痛，二家医院拍片均诊为骶骨团状癌转移，又要进行化疗。病人惧怕，又来求治中医。从2010年3月4日到5月27日服药55付，拍片扫描癌变消失。以二月三日一付药，三十付巩固，至今一切良好。此案是第一例，用中医温补法治愈的癌转移，足以说明癌症并非人类天敌，更不能用毒化药物去进行所谓的以毒攻毒治疗，同时也说明片面机械的西医学不能胜任保障人类健康的任务。

　　姜某，男，73岁，于2010年6月25日因咳嗽，咳血，水肿，作气管镜，活检后确诊为"右肺上叶支气管肺癌，中分化鳞状癌，伴坏死，中央阻塞性肺癌"，劝其回家准备后事。老人打听来此，眼泪汪汪，问可有活几天的可能？我劝老人大放宽心，虽已作活检，尚未作化疗和其他西药治疗，生命基源尚未受到重创，治愈的把握约有几成。7月22日开始服药，30付后，血已大止，症状消失。于8月25日拍气管阻塞完全消失。9月28日拍片，阻塞坏死均消失，建议每二天三天服中药一付，坚持四个月以防转移。此例肺癌，伴随着糖尿病和高血压心脏病在治。余治疗时，嘱停一切化学药剂，结果30付中药后，血压正常，血糖空腹仅7.2mmol/L稍高，由此看来中医的整体观念是相当科学的。

邓某，男，47 岁，患肺癌三个月。某省级医院，在 2008 年 3 月 28 日作病检报告，左肺上叶，肺癌，大部分为中低分化鳞癌，挤压明显，结构不清。2008 年 4 月 29 日来我处求治中医，主症：胸闷严重，呼吸吃力，剧烈咳嗽痰血团，乏力，口腔血腥味，脘腹痞胀，难食，舌淡苔如白粉块，双寸沉濡艰涩。由于经济困难，选方肺 3 号，从 4 月 29 日至 5 月 27 日上症消失。再以 21 付到 7 月，一切正常。嘱其拍片检查，病人言经济困难，至今未拿来检查报告。但是病好了，医亦无奈。没有铁的事实，没法说服一些顽固不化，文化浅薄之人。

冯某，男，52 岁，2008 年 2 月 15 日，在某省级医院，确认为右肺上叶，中心型肺癌，并上叶阻塞性不张，淋巴转移。2008 年 1 月 9 日，气管镜诊断为"肺 Ca"右中心型。

于 2 月 16 日来我处求治中医。主症：胸闷，憋气，气短，咯痰血团，顿咳，喘胀，口紫面青暗，咽中似堵，吞咽不适，口中血腥味。右背胛胀痛，右项根淋巴肿大，2.5×2.5cm 三块，舌青暗，脉双寸沉涩。从 2008 年 2 月 26 日-5 月 30 日共服中药 65 付，肺 1 号方。用见血不治血，见咳不止咳的法则，上症完全消失，停药。于 9 月 16 日再拍片，CT 报告，仅右肺门病灶，右支气管口开口欠佳。2009 年 3 月 10 日，拍片基本良好，无癌变迹象，作愈论。二年后来看看过余一次，余建议避免烟尘环境下负重劳动，三月检查一次，至今良好。

杨某，男，60 岁，2009 年 3 月 19 日初诊。根据 3 月 2 日住院证明，患者确诊为：1、右支气管阻塞性肺癌；2、肺腺鳞状上皮癌；3、脑梗塞。医院建议手术化疗，患者因经济困难，而出院，来我处求治中医。主症：咳，喘，胸闷，胸胀，胸背彻痛，面唇青紫，肿，乏力，气短，语言不清，流口水，舌苔青灰，厚腻。从 3 月 19 号至 5 月 18 号，共服肺 3 号方，

28 付，上症全失。于 6 月 6 日，拍片中央阻塞已为气管狭窄，开口处一则有赘物，上方另加一付八王一风散。于 6 月 26 日拍片，仅肺纹理增重。中风流口水已愈，转方 7 付巩固，嘱一月后拍片。病人自觉良好，故再三催促，亦未拍片，一直到 2011 年 5 月，邻居来我处看病，余才打听到至今良好，能劳动。

朱某，男，35 岁，2010 年元月 26 日，在医院确诊为"右肺中央阻塞性气管癌"。三家医院活检、化疗、药物，无不用其尽，花费三十万。于 4 月 7 日因头痛，右目视力下降，作 CT 诊为"枕叶 13×13mm，12×13mm"两块转移癌。于 2010 年 4 月 28 日来我处求治时，已面色㿠白，发眉落尽，咳血水肿，胸闷，胀痛，咳喘，气短无续，神乏不支，所谓奄奄一息，已不为过。考虑孩子太年青，虽然生命基源已遭到西医重创，但生命活力尚有。虽有一份希望，但为医者不能放弃，分三段进行治疗。第一段 50 付药，重点开化气管阻塞，兼以消除头痛。第二段 60 付药，重点解决脑瘤。第三段 60 付药，重点解决全身淋巴巨大肿块。从拍片来看，三期均如期完成治疗任务。8 月 10 日拍片，中央肿块明显缩小。9 月 22 日脑 CT 提示仅见低密度影，结节消失。为了给后世作有数据交代，均较完整的保留了这些病例的前后西医档案。同时也说明"癌症是人类的天敌"仅是幼稚，是无能的西医叹调。不懂科学的人觉得科学很神秘，真正懂科学的人觉得科学很好用。

罗某，女，53 岁，2010 年 3 月 15 日医院以右肺 Ca，纵隔右移胸腔积液，转入上级医院治疗。4 月 23 日，活检诊断为右肺上叶之间段截断堵塞，支气管腺泡癌。医院作化疗，头发眉毛尽脱，面㿠，浮肿，气短，胸胀，背痛，咳血严重。因治疗无效，拍片有转移，故劝其回家作后事准备。慕名来我处求治中医，2011年3月22日初诊，余以自拟肺1号方，并加参苏丸2丸一日两次合煎服。10付中药，痛减，咳嗽咯血有增无减，但精神转佳许多。20付，咳血大减，痛胀几无，头发眉毛始生。30付，4月14日，诸症大无，嘱拍片。40付，5月6日，精神良好，诸症消失。头发寸许长，黑亮茸茸，余嘱用杏仁烧焦，放刀口上拼得油质擦发上，效佳。5月30日拍片，肺腺泡癌消失，右气管肿瘤消失，仅有肺不张胸腔积液，原方再进治疗。假如放弃治疗，生命必危。中医治疗，生命复生，何为科学，让世人评说。

马某，男，60岁，2008年5月29日初诊。主诉，砂厂工作多年，一年前，因长期哮喘，当地医院拍片，诊为三级矽肺。主症：哮喘，咳嗽剧烈，气短，气鳖，心中紧急，下肢可凹肿至膝，胸闷重痛。面青唇肿，咳吐粘沫痛，下肢静脉曲张中度，双寸沉濡，舌苔厚腻。余以顽痰胶固，肺气不畅论治，定喘汤加参苏丸合煎，20付。7月10日，再诊时，哮喘，咳嗽，憋气，闷胀均无，面青口紫，肿已无。言服药后，于近几天，有褐色痰大量排出，排出一次及觉肺中轻松一次。现已排为黄痰和白色沫痰，原方10付再进。9月20日，当地医院拍片，矽肺呈网状改变，患者一切良好，如常。改方自拟勇安汤治静脉曲张，三次后，诸病均愈。

寇某，男，60岁，2008年4月30日初诊。主诉，住院三月，诊为肺心病。刚入院是因为多年哮喘发作于感冒后，胸胀，气堵。不输液反觉轻身，输液后半小时，及觉胸中堵，心慌，心急。最近全身肿腹胀，故慕名求治于中医。主症：面青口紫，目肿，哮喘，多汗，多痰，下肿可凹肿，手臂亦肿。此肺胀小疾，通调肺气，痰水消化，诸症可愈。定喘汤加味，7付，5月12日再诊时，喘定肿退，诸症愈，作上药10付巩固。

郭某，女，71岁，2008年4月18日初诊。主诉：哮喘多年，高血压，心脏病，住院20余日，医院定为肺心病，以输氧气维持。主症：哮喘胸胀，腹胀如鼓，吸难以入，呼难以出，面青唇紫，肢肿，心率极快，有结代，此乃，肺胀重症，累及心肾。急以宽胸化气，利水为要。投方，瓜蒌薤白半夏汤，7付，大症几无。上药40付，诸症平息，腹胀解决，改方归脾汤调养心脾作愈论。

　　马某，女，68岁，2008年5月7日初诊。主诉：哮喘多年，心急，心慌。西药每天服用9种之多，近几天突发水肿，尿少，而来求治中医。主症：哮喘，腹胀，面青口紫，全身通肿，心率快，心急，心慌，心悸，失眠。此肺失通调，肾水不化，水气凌心之重症。当务之急，通调气水，否则心肾衰竭，危在旦夕。投方，自拟益肾退水汤。5付，喘定肿退，判若两人。改方，定喘汤10付。三年未犯，于2011年春，感冒来此。以止嗽散方，10付，就愈。古人云，内不治喘，外不治癣，是说二症难治罢了。当今之医，借圣贤之智慧，不能治此小疾，岂能为医。

　　王某，女，62岁，于2009年12月18日初诊。主症：面青唇紫，胸闷气短，心慌心痛，哮喘大作。吸不足以入，呼不足以出，大汗淋漓，全身浮肿。眼目难睁，腹胀如鼓，按之可凹肿，血压100/160mmHg。时流鼻血，全身痛困，难以坐立，无法行走。尿少尿频，背部碗大一块冰凉，眼闭双目明显外努。时发昏迷，嗜睡不分昼夜，喉间痰鸣作响。舌苔白如积粉，切脉弦大洪实。其子女代述言，住院抢救三次，病危通知书二次，最后一次是半月前。在医院，言无救治之可能，因劝其回家，准备后事。查看医院病历：1、心肺肾综合症；2、冠心病，心绞痛；3、慢性肾衰竭；4、胸腹积液；5、肝脾肿大；6、右肺毛球状团块；7、支气管痉挛性炎症；8、心包积液；9、高血压脑病。作为中医见此病历，如此之多，危言耸听的名词，有几人敢处方用药。尤其在今天，"治愈万人万家喜，差治一人医生忧"的社会里，既然不敢处方用药，何以治病救人，有负天职，罪莫大焉。想起孙思邈先圣，千金方序中的一段话，古之哲医，寤寐俯仰，不与常人同域，造次必於医，颠沛必於医。故能感于鬼神，通於天地，可以济众，可以凭依。若于常人，混其波澜，则庶事坠坏，使夫物类，将何抑焉。由是言之，学者必当，摒弃俗情，凝心于此，则和鹊之功，因兹可得而致也。

西医之论可谓人俗子常人所言，无可取之处，处方用药救人要紧。细思此症，虽说宠杂凶险，但总归，痰饮作祟，水气为患。哮喘久作，内有胶锢之痰，外感时令之气。脏失通调，腑气不行，上累及心脑，下损及肝肾。三焦失机，水气四溢。若能通调水气，此症当可大愈。故投以自拟益肾退水汤，7付。于 12 月 25 日，再诊时，水肿净退，上症几无，改方定喘汤，7 付。于 2010 年 1 月 5 日再诊时，上病均愈。病人言，体重亦减 30 斤，谈笑风生，精神良好。血压亦正常，再以定喘汤加味，7 付，嘱二三日一付，巩固作愈论。2011 年 3 月，因关节痛，有积液，开 7 付药，至今良好。再思之，区区痰喘小疾，现代化高科技的西医，就这等的弱智，怎么就不向中医学习学习，讨教一招半式，去充实自己的医疗行为。救人一命，胜造七级浮屠，这种医疗思想，西医是没有的，可能是庞大高傲，片面机械所形成的习惯，约束了思想，所致如此无能。高科技成了不治病救人的先进器械，而是成了下病危通知书的根据，真是可笑之极。

安某，男，64 岁，2011 年 2 月 19 日初诊。主诉：自 2010 年 3 月初，因突发哮喘，心痛，住院四次。于一月前，因病情加重，转市医院。10 日前，又转入省医院。均诊为：1、冠心病；2、肺气肿，双肺大泡。于昨日，医院给病危通知书，建议回家休息，准备后事。主症：喘难以吸，憋气欲死，面发青紫，口紫，心慌，心急。胸闷，胸痛，胸痛彻背，脘腹胀满，四肢浮肿，脉促，双寸沉伏。舌左一条 3cm 青痕下陷，周边肿大，右红肿灼痛。病情紧急，要在喘，痛，无需多辩，定喘汤重剂，5 付。3 月 1 日喘痛大止，面青已无，浮肿消失，舌脉正常，原方去青黛，地龙，加枳实，厚朴，10 付。另加连翘、朱砂、珍珠粉（细研冲服）以安心神。到 3 月 21 日共服此 25 付，一切良好。此上方 10 付，三日一付巩固，作愈论。此症之重，先救心，先救肺，是临床一大难题。肺主气司呼吸，心主神司血脉，气为标，血为本。余以急则治其标，投方定喘汤以救肺，哮喘憋气一解，气通血畅，心安理得，一举二症愈。这些道理，西方医学，再过几百年才能弄清楚？这么有效，这么简单的方法，西医哪辈子才有？从当今看此二症，均为西医不治之症。要是单一患病，西医或许在二百年内或有救治。要是二病并重，只要西医不改变其片面机械的医学理念，敢说五百年后，依然无知于此。可怜今日中国人，把浅陋无知的西医学奉之若神，冠名现代医学。把历史悠久，完善备至的中医学，弃之不用，还说中医不科学，这太无知，太不公平了。效毒立异是科学，拾遗补缺是落伍。科技高的人皆醉，古朴自然独我醒。中医药赶快振作起来，以疗效为准绳，以救人活人为神圣，再不要自卑，自弃，崇洋媚外，要相信我们中华民族是一个优秀民族，是一个聪明睿智的民族，是一个多才多艺的民族。悠久的中医学，是一个能力无穷大的瑰宝，不要丢失，败落在我辈人身上。

高某，女，55 岁，因黄疸，腹胀，剧痛，在医院治疗一月，病情加重。于 2010 年 8 月 3 日，专家会诊拍片，发现胆囊底部 6.5×3.8×7.0cm 肿瘤，考虑为胆囊癌肝脏受侵。10 月 21 日拍片，肝脏又有一 3.1×2.1cm 肿瘤，以胆囊癌肝转移定性，建议做手术后介入放疗。因其子于三年前肝硬化脾切除来此治愈，故来求治。检查时发现右肋下 8×8cm 一块高隆肿光滑硬。舌苔腻如积粉,病人痛灼，吐，晕，高热。余以少阳积淤，湿热内结，作论治。以自拟肝一号，合排石汤从 8 月 6 日到 12 月 29 日付中药一百一十付整，28 日在省人民医院拍片胆囊肿瘤，肝肿瘤均消失， 以"胆囊壁不均匀增厚，高度怀疑胆囊癌"为结论。此时病人早已精神气色良好。此症当时专家会诊，要尽快作剖腹检查，及介入治疗，以防癌扩散。如按照西医的所谓正规治疗，此患者恐活不过二个月。所谓的正规治疗，不过是一种迷信罢了，请问这类病目前西医界有成功治愈的一例吗？既然没有，这种催人速死的治疗方法，怎么成了正规的治疗方法。

　　李某，女，40 岁，2006 年 8 月 3 日初诊。主诉：二年前，因胆结石作摘除手术后，因黄疸，肋痛，在省级某医院住院治疗，查出有多发性肝胆管结石，只是无法手术。现症，目黄，面黄，尿黄，便秘，几日一行。右肋背胀痛，口苦，身痛，双寸沉濡。余以，菌陈蒿汤加味，5 付。9 月 9 日，黄疸退净，胀痛止，大便通畅。10 付药后，于 9 月 25 日拍片，结石完全消失，嘱其多饮水，多运动，再以中药 5 付，以巩固，作愈论。

　　未某，女，31 岁，2006 年 8 月 11 日初诊。多家医院诊断为"多发性肝胆管结石"三年，治疗花费近二万。因无法手术，而无法治疗。目前症状，外感未尽，时发寒热。头痛晕，口苦，口干，右肋背三处疼痛难忍。气短乏力，少食，面黄，目黄，消瘦，面无光泽，拍片结石 7mm，多块，脉细弦，身冷。余以自拟护肝排石汤，共服中药 20 付。于 2006 年 10 月 13 日拍片完全消失，作愈论。

李某，女，34 岁，05 年 7 月，省医院诊断右侧乳腺癌。11 年 13 日手术后定为浸润型导管癌，淋巴转移 2/18。多次放化疗，延误至 2006 年 6 月 23 日，人已奄奄一息，自觉不支，才寻转移治疗。当时病人头大眉毛脱尽，面肿神乏，有气无力，咽中觉堵。右腋下 10×10cm，一块炭黑垢中裂口，流出物非脓非血。整个右胸至右项，紫红色一大片，约 1.5cm 厚。淋巴多处肿大，最大一块在右下腭，3×3×3cm，光滑坚硬。右乳房肿瘤上处有一 15×15cm 一大肿块。其严重恶化的成度，确实惊人。余以三法图治：一、停服一切化学药物，以保障肝肾肠胃功能。二、停止放化疗及一切生物制剂，以保护生命基源。投以中药轻方，以防体能不支。6 月 23 日至 6 月 30 日，服中药 5 付，咽堵，恶心，发热，诸症消失。变方，再 5 付，到 7 月 5 日灼痛止，右胸肿紫大多消失，多处肿瘤软化缩小一半。7 月 14 日，带中药 10 付回娘家。余以重症之疾，生生之地，水土培宜生命之源以利愈病。7 月 28 日返回，让人见了大喜过望，头发眉毛已长出，肿瘤全部消失，愈合，体症良好以 5 付药巩固。三个月后全身检查，就正常，返回岗位上班。

张某，女，43 岁，于 2010 年 4 月 11 日住院作右乳乳腺癌手术后，抗菌消炎，放化疗后，肝，肺，均出结节，全身淋巴肿大。医院认为已广泛转移，建议放弃治疗。于 2010 年 5 月 27 日来我处作中医治疗。面如粉纸，口角流血，奄奄一息，整个右胸至后肋肿瘤中等脸盆大小，约 30×30cm。乳房内侧手术处上方，有三块 3×3cm 肉芽样肿瘤长在肿瘤上，上面又长着许多大小不等肉丘，恶化现象到乳房痕迹全无。左右项，5×5cm 以上大的肿瘤，五块。经常高热，体温 39.2°C，白细胞

59.6×10⁹/L，血小板 2.7×10⁹/L。灼痛难忍，发眉尽落，双下肢及上肢肘腋大片红斑，紫斑。诊完此病，让我百感交集。作为医生，患者倾家荡产，花费巨资，而半年时间确结果如此，我们问心无愧吗？既知现在，何必当初。病治不了借科学之名，又施以毒化疗法，高额收费，人财两空，把一个济世救民，行善积德的医疗工作，沦落为一个收钱劫命的职业，这不让人心寒吗？这难道就是科学的真谛吗？假设患者不作任何治疗，好好的活一两年是完全可以的。而一经医生之手，痛苦倍增，人财两空，生存时间反缩短许多，这是医学科学吗？若不经此恶劣治疗，患者仅一乳腺癌，中医治疗毫无困难。而经此治疗，肝有肝癌，肺有肺癌，血液白血病，全身淋巴广泛转移，体能消耗殆尽，生命基源将竭。我一个小小中医，何能以为之！但若放弃，恻隐何在，仁心何在，职责何在？作为一个医生有权利放弃别人生命吗？为中医多一点发现和积累，不惜以身试法，毫无侥幸心理，果断出方。5 月 27 日 10 付，6 月 11 日复诊，效果出奇的好。大部肿瘤软化，出血斑，高热，血液化验一切正常，转正方。加芒硝外用，从 5 月 27 至 12 月 21 日，140 付中药。拍片肝，肺，正常，全身淋巴肿瘤消失，乳腺已基本正常，唯右乳房内侧手术口下，有一肿块呈三角型。水肿可凹，按指没指，估计是手术口血管没对接而形成的循环不良现象。一切体征正常，发眉均长正常。原方 20 付，嘱二日一付巩固，于 2011 年 4 月 28 日，终因经济困难，而停治。询访无消息，殊为可惜。

苗某，女，70 岁，医院诊断为乳腺癌建议尽快手术，化疗。为老人拒绝。三个月后，左乳房肿瘤 8×8cm，光滑硬肿，发青紫色。左肩下 8×8cm，肿块周边青紫，中有一小红肿处化脓，外流黄色脓液，腋下等淋巴区多处肿块。于 2010 年 9 月 8 日，来我处求治。9月8日到10月26日共服63付中药，彻底治愈，全身肿瘤完全消失。假设作手术，化疗，三月生命可存在乎？

岳某，女，49岁，2002年省三家医院，诊为右侧颈动脉窦血管神经瘤，甲状旁腺瘤，医院要做活检。但痛，吐，晕，胀均不能解决，病人不作活检，医院便直白的告知病人，他这病世界也没有治好的几例。病人一听，如坠入深渊，回家等死。由于局部红肿一大包，时大时小，红肿痛困2.5×2cm，甲状旁腺2×1.5cm，1.2×1.0cm多块。奇怪的是右颈窦处，不可触及一触病人及晕过去。紧接着，就吐就痛。平时噎噎，难以吞咽。2003年11月17日就诊，5付药，到11月24日诸症就大无。于12月12日，共服药20付，内外诸症皆无。改方仙方活命饮，加黄药子。20付，项部结节完全消失。2007年元月30日来看望余，言一切良好，再无犯。此症晕不能行，吐不能食，痛不能止，已为西医不治之症。而中医以痰核气逆治则便愈。

借此案成功，于2003年9月26日，成功治愈了未某，女，10岁，右侧10×6cm红肿。某省级医院诊断为，先天性右侧颈内静脉扩展。生气及发作，如血袋鸟。右项红肿增大时约10×6cm，变小时，约3.5×1.5cm。一红软结节有跳动，因家贫困，20付药再无发生，未作巩固，就停治。8年后，同乡人来看病，打听孩子良好，在上高中。

从人体组织肿瘤看西医，见下例。

曹某，女，39岁，医生，2011年5月12日初诊。主症：1、乳房多处肿块，灼痛，最大一块在右侧上6×4cm；2、前项下一条手术口12cm长，条索状红肿灼痛，据说是十年前作甲状腺肿瘤切除手术；3、右项下腭漫肿，可触一块5×5cm肿大硬，光滑边界清楚的肿瘤；4、暗哑语言不清；5、噎噎如堵，吞咽困难，时呃逆，咽中灼痛；6、心情不畅，多愁善感，历少几无，胃痞纳差，失眠乏力。此肝气郁结，痰核丛生。加之手术，十年后，肿瘤恶变之兆。在西医除化疗手术，已别无他法，而要手术化疗，生命也就三月半年而已。病人无奈之余，不得不求中医，并非了解中医，相信中医。为坚其信心，置甲状腺不顾，投方自拟乳结汤，一次5付。半月后，于5月18日病人感觉有效，乳结化小化软，灼痛大减，故再来就诊。又7付原方，于7月28日，乳房肿块消失。病人这才相信中医能治疗肿瘤，要求治甲状腺瘤。从7月28至8月15日共服，自拟甲状腺瘤方21付。不但甲状腺瘤消失，连手术处条索状红肿亦如常。暗哑，灼痛，噫嘘均消失，以上药14付巩固就愈。

作为一个西医大夫，该病治愈后，对十年前做的手术，后悔不已，也是在我这里治愈病的西医大夫的感慨。大多数西医大夫都认为，西医成功只在一时，后患祸及终身。中医难受只在一时，受益旨在终身。有一位某医院的姚姓主任医师，患两种西医不治之症，被余用中药治愈后，感慨万分的说"当初咋就没选学中医，中医太神奇了"。

当今医学，最大的弊漏，就是没有对疾病进行终身追访记录和统计，所以没有依据对中医西医，肿瘤治疗优劣的比较。但依据个人多年临床观察，中医治疗后的肿瘤，复发率几乎是1%，恶变率是零。西医手术后，复发率，几乎在95%以上，恶变率也不下40%。而由于西医占主导地位，覆盖率极大，规模极大，几乎是中医的200倍。加之中国传统文化衰败缺失，传统中医无论从教育到临床严重不足，从而使广大患者，在患病择医这个环节上，意识模糊，概念不清，致使许多囊肿，肿瘤，盲从手术化疗，造成大量伤害与死亡。

马某，男，49岁，2009年6月2日，坐轮椅来就诊。主诉：住院4月余，诊断为：1、慢性淋巴细胞白血病；2、肺部感染；3、肝血管瘤。现主症：面色㿠白，无力行走。黄疸全身浅淡，全身淋巴肿大，二十余处，最大 2.5×2.5cm，便干不下（直肠炎）。胃中痛时呕吐，紫癜多处，双下肢尤为严重。午后高热，每天下午三点到夜间 11 点 40 分。医院以床位紧张，于 3 日前下病危通知书，劝其回家（治疗无望）。血象：白细胞 52.95×10⁹/L，血小板 15.3×10⁹/L，其中十二项空白，没有细胞指数。化疗，骨髓移植均失败。

余以为：此症为高源化绝，阳浮外越，阴精内竭之重症。首先要益阴潜阳，退却高热，再行调治。先以自拟方龟鹿地黄汤加味，5 付。高热净退，紫癜消失，转方仙方活命饮，10 付，合归脾丸，2 丸2/日。6 月 15 日，拍片，肺部感染愈，黄疸退净全身淋巴仅有六块，最大一块在左项根处为 1.5×1.5cm。7 月 7 日，精神大愎，行走有力，原方再进 10 付。嘱吃清淡，忌酒荤，停服所有化学药物。7 月 16 日血化验一切指数正常，停药于 7 月 30 日再化验一切正常，作愈论巩固。

白血病是西方医学恶性血液病的一种，中医无此病名，多以临床症状进行辩证论治，有心脾血虚，有肾精亏耗，有脾肾阳虚，有肝肾阴虚等等，更没有统一的有效方药。这虽然符合中医传统的辩证论治思想，但余在多年临床实践中观察，确实觉得不如西医，以血象血检为依据，简明扼要，归属病性，更利于医生临床操作。但治疗方面，西医西药，无论对症处理，有效治疗，均显得落后和无知。

马某，女，72 岁，于 2011 年 4 月 19 日初诊。主诉：由于乏力，身冷怕风，下肢水肿，咳嗽，咯血，咳及遗尿，失眠，心慌，腹胀，头晕，胸痛，于三月前作全项检查，确诊为：1、白血病；2、肺团状占位；3、支气管炎；4、胃炎，胃萎缩；5、脾肿大，白细胞 22.7×10⁹/L，红细胞 2.8-4.6×10⁹/L。建议住院治疗，尽快化疗。本人不愿意，故慕名来此。诊其脉，左寸右尺沉濡，舌苔白薄，面胱神乏，气短懒言，腰背酸困，怕冷咳及遗尿，不敢出门远行。齿衄，午后低热，头痛，头晕，少食纳差。喉中噫噫，多痰不爽，咽痛胸闷灼痛。余思之，此古稀老人，肾阳不足，下关不固，肺气不足，外感风嗽，一派气虚阳弱之症，于是投方止嗽散加味，方如下：

荆芥 18g，百部 30g，紫菀 20g，白前 18g，陈皮 12g，桔梗 12g，双花 30g，浙贝母 18g，姜半夏 15g，白参 18g，别甲 18g，木香 9g，郁金 15g，元胡 30g，鹿角片 15g，鹿角霜 30g，蔓荆子 15g，焦芥穗 15g，甘草 15g，合归脾丸 2 丸/次，2 次/日，合煎服 5 付。

4 月 25 日诸症大减，精神恢复，原方 5 付。5 月 3 日上症全无，因失眠去上方后五味加朱茯神 15g，枣仁 50g，夜交藤 18g，5 付。5 月 18 日身无不适，精神有力，化验白细胞减为 8.1×10^9/L，血小板由 4.6 升为 14.2×10^9/L，原方 5 付再进，二日一付作巩固。一直至 8 月 5 日因肩背困疫，用药 5 付，化验一切正常，作愈论。

拿止嗽散治愈白血病，恐怕是医界空白。但作为医生，因病治宜，也非有过。同时说明，西医白血病，中医在整体观念，辩证论治的前提下，本身也没有一个固定有效的处方，而是多方，多法，以效果为标准。同时也说明白血病是多种致病因素，形成的恶性血液病，找到原因是关键。而老年人白血病多为慢性白血病，大可不必惊慌。强用化疗，非但邪气不除，反是正气受损，疗效寸功皆无，只能加速死亡。所以，应以中医为主，辩证论治，不要偏听，偏信西医的血象指数。若此症，作为中医放弃辩症论治的原则，以西医指数为指症，投方左右归丸，恐是胶柱鼓瑟，歧路亡羊。若以西医之观念，化疗，恐生命不及一月，更是盲人冰谷。高龄老人命源衰竭，生化不旺，一次化疗，生命岂有不衰之理，为医不可不知。

董某，男，40岁，2011年3月28日初诊。主诉：二年前因腹胀乏力，易感冒，在五医院检查，白细胞33.9×10⁹/L，脾巨大。诊为白血病，转院二月后无效。化疗四次后，行动艰难，乏力，午后发热，时有紫癜出，淋巴二处肿大。医院怀疑淋巴瘤型白血病，再要进行化疗，病体难支。又转院，诊为幼淋细胞白血病。治疗二月后，齿衄，乏力，腹膨胀。医院建议脾切除后再化疗，本人觉治疗无望而返。于3月28日，经朋友引荐来我处求治中医。现症：面色苍白，乏力，气短，午后发热37-38℃。腹胀如鼓，难以坐立，胃脘下左处，外隆一大块。少食懒言，喉下结节增大，噫嗳明显，多痰，呼噜重，下身潮湿，尿频不净。3月8日以前服激素，地米6片/日，强的松4片/日。白细胞为7.3×10⁹/L，红细胞为3.8×10⁹/L，血小板77×10⁹/L，舌苔厚腻，双寸治濡。余以脾肾阳虚，湿积鼓胀论治，嘱停所有化学药剂。投方自拟参芪龟寿汤加味，重点解决鼓胀脾肿大，7付。5月10日诸症改善，腹鼓小减，原方再7付。6月11日胃脘左侧下隆起已无，且明显陷下，再以原方7付，嘱三日一付。8月4日来时已谈笑风生，精神焕发，言体重已为147斤，带来7月14日化验单，白细胞为4.8×10⁹/L，血红蛋白135g/L，血小板87×10⁹/L。其余均正常，嘱坚持锻炼，原方7付，三日一付，巩固作愈论。从此例白血病看出，白血病能拖过七个月是治愈白血病的主要临床指症。虎头蛇尾的白血病，究其病因是关键，治疗只要选方正确，缓慢治疗，让造血系统逐步恢复，实为上策。

赵某，男，8岁，于2003年3月18日下午，突发尿血，发热，足踝，手腕，背下肢多处深红色紫癜。考虑去医院化验检查等搞清楚，恐怕耽误孩子，故抱来我处。余急以导赤散加琥珀，白茅根，山栀子，一付，热退血止，紫癜大退，共5付药就一直良好。因是邻居，又是朋友，故未顾及风险，实际也无危险。假设送去医院，生命堪忧，就算能活命，但也是一例无法治愈的紫癜性肾病。

张某，2001年9月12日，突发紫癜，尿血，水肿，高热，寒战，进住省级某医院治疗。因没法交付医院押金6000元，一块来的同乡，经人介绍找到我。言一好心人提前发给他的工资，在医院已经花完。仅检查了尿蛋白+++，潜血+++，现在无法回家，三个人能凑20几元。余检查发现，主要是全身可凹肿，紫癜出血不严重，故以自拟退水汤重加白茅根。此方极经济，十二付，水肿紫癜均消失，化验尿均正常。为贫困之人解了一大难题。

紫某，男，16岁，2004年8月29日初诊。主诉：其父言，患缺铁性贫血多年，硫酸亚铁至少服用了20公斤。最近一年加量激素，睾丸酮等四种西药，孩子一天不如一天。常胃痛，腹泻，流鼻血，听说你能治好这种病，想试一试。主症：面色苍白，幼稚如8岁小孩，身高不及一米三，头发稀少，双手及面部大片扁平疣满布，鼻衄，齿衄，牙龈萎缩，齿根外露，肌肤干皱，有紫癜斑，胃并非痛，是困胀（胃已下垂）。气短，没精神，腹泻一日至少三五次，脱肛如堆状，脉象细弱。体瘦小，如此大气下陷，气不摄血之症。经西医化验证实为缺铁性贫血，久服硫酸亚铁及激素，而为不治之症。为啥没有一个西医看一看孩子，如此瘦小，如此脱肛，是何症，科学到知物不知理，知药不知效的地步，也叫科学。余以补中益气汤加骨碎补，熟地，阿胶，菟丝子10付。血止，紫癜无，扁平疣消失，肠泻脱肛均无，改归脾汤加黄精10付药巩固二日一付，并嘱将黄豆炒焦，作零食常食。一年后，孩子身高与同龄孩子大小无差。八年后，我见时已结婚有孩子，成为一个体格壮实的小伙子。

从此案来看，西医的确是片面机械，从不理性全面的认识疾病。化验血液缺少铁元素，就用硫酸亚铁补充铁元素，从而导致腹泻，而长期腹泻，又导致脱肛，营养摄取不良，而又加重贫血。生长不良又用睾丸素导致百病丛生。可以说严重到要啥病有啥病的地步，咋就没有西医认识，人体的铁元素的吸收是由人体自身通过营养转换生成的。要是没有转换生成，你能用铁元素去补给吗？咋就没有一个西医去看孩子，整体发育不良，整体素质下降。兵法云，不谋全局，不足以谋一域。不看孩子的整体状态，而一昧的去补铁，导致腹泻，又不考虑脱肛。见孩子生长发育不良，长期大剂量使用激素，在营养摄取不良的状态下，大量使用激素，只能加速生命消短，无疑是揠苗助长。这样恶劣，无知的医疗理念，就被西医定位为正规的治疗法则，让世人评说，这种科学，科学在哪里？我衷心的祝愿，那些说中医不科学的人，见患者倍受煎熬，饱受痛苦后，尽快改正自己错误的思想观念，收起荒谬无知的错误言论。回过头再看，中医在治疗此类疾病过程中，无智形，无勇功的儒将风范，整体观念，辩证论治的优秀与明智。不见补铁，缺铁性贫血好了，唯补者气也。不见补血，生长发育正常了。唯补者气也，何等的轻巧，何等的简单，何等的优秀，何等的科学，俗子何以知之乎？

席某，男，孩子出生 40 天，2008 年 11 月 16 日医院诊断为：1、先天性大脑发育不良；2、胼胝体发育不良；3、梗阻性脑积水；4、左侧枕叶病变。2009 年 6 月 30 日抱来我处求治。检查头颅硕大，畸形，囟门内陷，前额两大水泡，8×8cm，6×6cm。骨软不能坐立，双目无珠（脑前庭积水，压迫眼珠内转）。反应迟钝，语言无声，夜间抽惊。此五迟五软之重症，嘱其以二月为限，有效则治，无效则停，以龟寿地黄汤加味。40付后，孩子外颅明显变小，目珠已出一大半，反应声音均有，作有效论。再30付，于9月17日，眼珠已全，囟门已合，外水泡已消失。孩子已能站立，小手有力，再服原方90付。2010年2月26日拍片，左右脑室对称，仅第三脑室扩张有积液。此时孩子自立玩耍，语言已近一岁孩子。再以原30付，三日一付作巩固。

王某，男，75岁，半年前右膝上血管瘤手术。后复发，右下肢膝上隆起三块，2.5×2cm，2×2cm，5.3×5cm，青紫灼痛，边缘外突有恶变迹。全身小静脉网状，青紫，肿痛，肌肤冰凉。中医认为痰核流注，毒阻脉络手术切阻脉络所致。当先通络解毒，化坚散结，从2008年9月26日，到10月10日，仅10付中药，灼痛，青紫已无，肿瘤已经变软变小，全身症状改善。到11月26日共服35付中药，痊愈。至今良好，时常逢到老人，每提起西医手术，就说"对中医了解太少了，知道太迟了，二次手术差点让西医把命送了"。

宿某，女，42岁，左肩项处患有肤疾。西医以湿疹久治无效，又以"皮炎"久治不效，又以毛囊什么组织性病变，电烤，激光，同位素，重离子治疗7个月后，不但未愈反而大片溃烂流水，外生许多菜花状小肉球（已癌变）。后经余中药治疗三月余，方平复痊愈。假设西医再进行所谓高科技正规治疗，必陨无疑。假设一开始及以中药治疗，不用十付药后可治愈。任何医疗科技，必须以医疗效果为前提，没有医疗效果的医疗科技均为伪科学，都应该淘汰或终止。

张某，男，46岁，2011年5月31日初诊。自诉：半年前，右腭下边棱处，中间突出一块紫褐色斑，无痛无痒。省级某医院皮肤科诊治，先用硼酸液清洗，后外擦百德邦。一周后，增大一倍，中间溃烂流清液。医院要做活检，病人恐惧，而停治，故慕名来我求治中医。现症：右腭下边棱处，中间突出一块紫褐色斑，约 2×1cm，无痛无痒，中间溃烂，有液渗出，周边红肿，发硬。中医诊为风疡。此肤疾发无定处（仅见《外科全生集》），余以五神汤加味。中药 5 付，于 6 月 6 日再见时，其中间溃烂已收平，红肿已无。紫褐色斑已小为 1/4，原方五付再进，三次就愈。

此症虽小，稍有不慎及转恶癌变。为医切勿放浪，知其险恶，方能谨慎。照西医之规范治疗，不知内情之法解外毒的道理，先用药无效，再用激光，激光无效，再用同位素，再无效，用重离子疗法，再无效则恶疾成秧，必殒命矣，万万不可造次。

子宫肌瘤，卵巢囊肿，早在二千年前，《金匮要略》里，就以"癥瘕"、"疒癖"论治，而且有妊娠六月，以桂枝茯苓丸，保胎化瘕之法。当今时代，西医却成了必须手术治疗，既保不了胎儿，又使妇女（尤其是青年妇女）终身伤残不能生育。这到底是科学进步，还是科学的倒退？

《金匮•妇人妊娠病脉症病治》云：妇人宿有癥病，经断未及三月，而得漏下不止，胎动在脐上者为癥痼害。妊娠六月动者，前三月经水利时，胎也。下血者，后断三月，衃也。所以血不止者，其癥不去故也。当下其癥，桂枝茯苓丸主之。

古人妊娠六月，尚能化"癥"。我们医生就算是不学无术，也总可把无妊娠的子宫肌瘤，卵巢囊肿治愈，消尽吧！

余在早年行医，治这种疾病，均以小毛病论治，治愈者甚多。直到 2005 年跟一位高层西医谈论此病时，让这位西医一句话，说醒了我。他说："中国医学连细胞都没有，怎么治愈子宫肌瘤，或卵巢囊肿。要说治愈，你们把肿瘤细胞消失到哪里去了？你们能拿出一例病案来证明自己吗"？实际中，中医一生治疗的许许多多，千奇百怪的疾病，大病重症或许留有西医的病例记录。对这类常见的小毛病，确实没留过完整的西医病例。为了有效的回答这个问题，2006年后，余选择了几十例病历较完整的子宫肌瘤，卵巢囊肿的病例。

周某，女，30岁，2006年12月30日来我处，当时全拿的是北京的拍片资料，我劝其在当地拍片作证。12月7日医院拍片"左附件查见一大小约51×48mm的混合性回声区，边界欠清，形态不规则，其内可见数个无回声区，最大一个约24×18mm"。诊断为左附件囊实性包块，服自拟中药方桂枝茯苓汤加味，20付。于2007年2月2日在医院拍片说："左附件可探及一大小约23×23mm的无回声区，边界清晰，形态规则，后方透声良好"。原方再20付，于2007年2月27日拍片，左附件区未见明显异常回声，月经少，痛经，淋漓，腰痛等症均无，改方逍遥散加味，10付调理冲任，作巩固。有效，有根据的给西医做了一个完整的回答。

杜某，女，47岁，2010年2月23日做B超，诊断为"子宫囊性占位43×45×34mm，左侧卵巢3.3×3.1cm囊肿，子宫肌瘤多发，左侧卵巢囊肿"劝其尽快手术治疗。于2010年3月17日来我处求治中医，3月17日至6月24日共服中药40付。6月24日再拍片一切正常。所有症状，如历来如涌，大量血块，带中血丝，少腹冰凉，腹痛，腰痛肢肿，下阴痛，均消失。于2010年9月底复查，已完全正常。

陈某，女，44岁，2008年8月拍片，子宫肌瘤多发，10.5×10.5mm，9×7mm，10.7×10mm。历块质，崩漏，少腹左侧冷痛。于2008年9月8日，共服自拟桂枝茯苓汤25付，于 9 月 8 日拍片子子宫肌瘤完全消失。

陈某，女，56 岁，1995 年夏，子宫肌瘤 8×7.8cm。已做手术两次，医院将其子宫整体切除后，又在盆腔腹膜长出。患者当时长期流血，形成贫血，而血压又极高 120/180mmHg。眩晕，呕吐无法手术，来我处求治中医。余以自拟桂枝茯苓汤加味，加入补中益气丸 2 丸/次，2 次/日合煎服（西医认为补中益气丸有升高血压的作用）。48 付后，肿瘤消失，血压 90/130 mmHg，贫血恢复良好。至今十五年，健康良好，这说明西医片面机械，没有因人制宜，大道自然的医疗理念。

肖某，女，32 岁，2009 年 7 月 12 日拍片左侧卵巢 3.1×2.6×2.7cm 囊肿，并伴有纳氏囊肿多点，医院建议尽快手术。患者怕手术后不能生育，故来我处求治中医。从 2010 年 2 月 22 日，到 3 月 25 日，共服中药 30 付。由于这个孩子是余在十多年前从精神院救治出来的，怕药久引起精神刺激于治无宜。故嘱其停服中药，做检查。结果 3 月 25 日再作 B 超，大夫言未小反增大了，由 3.1×2.6×2.7cm，变大为 4.3×3.4×3.1cm。病人惊恐，来我处再诊脉，双尺柔和无血瘀脉。余无奈，让其再找两家医院做 B 超确认，结果两家医院均言正常，未见异常。看来西医科学性，准确性，很难让人信服。一个善良的科学必须有善良的人去使用。

回忆起早年的一件事，余在某大医院看一个医学院大四的女学生。当时应病人兄长的邀请去医院出诊，诊脉后，已觉无治。走到医院大门口，其母，其兄问余有啥为难，没开处方。余说，此女患有小病，医院诊为双侧卵巢囊肿，本极易治疗。但此女学医，知其西医治疗，必切除双侧卵巢，而双侧卵巢切除，终身不育不说，极易衰老。由使孩子，心情压抑，一月不食，医院以脂肪乳营养药维持。现已汤水不进，中药更难下咽，服之及吐，何以治疗。余乃一小医，如此思想重郁之症，若能通过其老师通中医能说清楚，思想压抑解除，体能或许恢复，造化再生，或有一治。若造化不愎，药治不及，何愎之有，医何能为。后听说不及十日就亡。后余每想起此症，心中楚楚，甚觉惋惜。思之死因，实西医理念之祸，要是此女学中医，定然读《金匮要略》，一读便知是小疾，何来抑郁。要是西医教科书，记载此症，中医可以治愈，无需手术切除，此女何来抑郁，而汤水不进致死。中国人不知中国文化，中国医生不知中国医术，崇西教育，无知杀人，罪莫大焉，不亦悲乎！

冠心病并非人类一号杀手，而是人类最好的劝导师。其主要病因是起心动念，多为失眠，多梦，心急，胸闷气短，进一步才会出现。隐痛绞痛，胸闷心慌，再加之事迫心急，恼怒忧思，一引及发心绞痛。救治稍有延误，及可损及生命。西药服久肝胃难受，作支架，以为从本而治。实则，无知本在何处。也就不三五年而已，又发他症，更难治疗。实不如，调气摄神，清心寡欲，调养二三月，必无再犯之理。所以，称冠心病是人类最好的劝导师，下列便是说明。

陈某，女，53岁，2007年4月7日初诊。主症：心慌，心悸，气短，失眠，左胸抽痛，胸闷胸胀。背部及肋掣痛，背项及脑后痛困冰凉，无心烦热，口苦恶心。头顶重痛，时时眩晕，口唇青紫。血压70/106 mmHg，脉双寸关治伏几无，舌绛无大象。自诉三次住院均建议做支架手术，因经济困难无法做手术。医院病历上写：1、冠心病，早搏房颤；2、颈椎病，此症不为重症，只是有胆胀症，颈椎病。故尔余以轻剂瓜蒌薤白半夏汤加味，10付，嘱停一切西药。不料服至5付，电话言，症状无缓，疼痛加重。查看了药物无误，知道自己犯了轻视此症的错误。毛主席说，在战略上要蔑视敌人，在战术上要重视敌人。作为医生，区区心痹，治愈无数，而在此轻症上，却忘了三个症状：1、灼痛；2、口苦肋痛之胆胀症；3、纵膈是否有肿瘤，于是在前方中加丹皮，黄柏，虎杖，兼清少阳湿热。5付，上症大无，再原方10付，于5月9日上诸症再无犯，原方10付，二日一付作巩固。嘱静心养性，多作展臂运动，五年后来兰看颈椎困酸，言自后再无心痛。此症若以传统理念以少阴寒厥，心阳受敝论治，一味温通，而无知少阳积热，定然诊断失明，处方不周，岂可言效。《金匮要略》中"平人，短气不足以息者，实也"，一语中的，为此症在定义上作了根本的解释。

李某，男，59岁，2007年5月11日初诊。主症：胸闷胸痛，背痛彻胸，胸痛彻背。心慌心悸，失眠多梦，血压50/90 mmHg，舌肥大，脉沉细。口唇青紫，头痛眩晕，面双颊不自主的抽动。二家医院均诊断为：1、冠状动脉硬化型心脏病；2、心肌缺血；3、早搏房颤。住院二次，一天三大把西药，医院建议尽快手术（不知作何手术）。余以心痹，心痛论治，投方瓜蒌薤白半夏枳实汤加味，合归脾丸2丸/次，2次/日合煎服，7付。5月21日诸症大无，唇紫消失，血压60/100mmHg。原方再7付到6月18日上症再无作，气色精神良好。原方7付，三日一付巩固。嘱其，静心养性，多运动多娱乐，一月后，返校工作，至今良好。

刘某，男，64岁，2007年10月19日初诊。身患四症：1、高血压，服药多年现60/160mmHg；2、脑梗塞三年，体胖，口眼歪斜，语言不利，双下肢无力，行走困难，左下肢尤甚，流口水，多泪；3、糖尿病多年，胰岛素46u/日，口服药多种，现血糖空腹5.5-6.8mmol/L。右手冰凉无力，双下肢肿，尿浊有异味，目视不清；4、心梗，气短胸闷，心痛夜间尤甚，不能入睡，六脉沉细，苔厚舌肥大。余先以天麻钩藤饮加味合八王一风散，10 付，血压降为 80/130mmHg，血糖降为 4.3mmol/L，肿消症减。由于病久体衰，下焦积湿，尿频不净，恐生隆闭。改方，四妙散。从 11 月 6 日至 29 日共服此方 15 付，合八王一风散 1 付。水道通畅，尿淋消失，已能自己行走，不用拐杖，语言如常。改方瓜蒌薤白半夏汤，从 2008 年 1 月 9 日到 1 月 27 日共 10 付，诸症皆无，患者要求停药休息，从之。到 3 月 12 日因为报销药费，作心脏搭桥手术。二次后，不及 10 日，突发心梗，医院不考虑前因后果，又做第三次搭桥手术，死于手术台上。举家悲愤，悔不听余之劝，静心养性。其妹我处诉说，要我做证明，我说医院的医疗行为，只为治病救人，是没有错误的，要错只是在西医理念上，不能为此而作医闹。这也不是医生个人的问题，何闹之有，其子女听劝，再无医闹之动作。此病其子女说，手术费 4.6 万，由于不听善言，迷信西医，致使命归黄泉，悔之极点。说实在话，医院在此之前，之所以没做心脏手术，是因病情严重复杂，顾此失彼一作及亡。后见诸病大愈，又做手术，就不考虑大病之后，元气大衰，脏腑虚弱，开胸剖腹，真气外泄，损命在及，哪还有承受三次心脏搭桥手术之命源。余一小小不才之医，三月之药，唯恐元气不支，故停药让其休养生息，不敢造次放浪，而西医持所谓高科技手段，不去综合分析病体病果，岂不伤人性命。

白某，男，56 岁，2008 年 4 月 15 日初诊。胸闷心痛不敢平仰，气短喘息，噫噎呼噜严重，口紫面酢。医院诊断为：1、心肌缺血；2、纤维肺；3、支气管炎。多年无效治疗，余见体胖壮实，以胸痹痰湿论治，投方瓜蒌薤白半夏汤加味，合参苏丸。10 付到 4 月 24 日来再诊，言此药厉害，二付药后及觉舒服，诸症消失。面容改善，呼噜再无作，唯胃中如手牵向下坠困，上方再加苏梗，复花 10 付就全愈。后来看望余，说以前所服药有人参，肉桂，你咋不用。余笑答，大医用大药，余小医只能用小药，这当然是应酬的笑话。实际上，治此类病，体弱病久，当重用人参。而体实之人，当遵古训"平人，短气不足以息者，实也"。同时遵古训，也不能逆古训，当今重视生命法规森严，若以古法乌头汤类，恐也造次，为医不可不知。

后经余劝导，静心养性，淡泊处世，听听佛经，至今良好再无犯作。

李某，女，64 岁，2010 年 12 月 27 日初诊。主诉：患高血压多年，服药 5 年。糖尿病一年，服药一年，血糖 12.7-17.2mmol/L。西医建议使用胰岛素，但因心痛，胸背痛，治疗低效，故尔未用。近三月因病杂药多，听了一月佛经反觉好了许多。服药艰难，干脆停服药。三家医院病历上均诊断为高血压 3 级，糖尿病 2 型，冠心病，心绞痛，神经衰弱。主症：失眠多梦，心急心慌，心痛，胸痛彻背，气短叹气，口紫面青，头晕乏力。食少胃痞，口干尿频一夜五六次，血压 100/160mmHg，血糖空腹 14.4mmol/L，血脂 14.57mmol/L，舌肥大厚腻口气重，脉弦细紧。此症余分析，是长时间大量庞杂服用化学药品所导致，多脏器受损的综合症，停用西药后，反感觉好了许多。再以静心养性，脏器平复，故较付药前舒服了许多。再者说五十多岁时，血压升高是生理现象，稍加中药全面调理一下，随便可愈。而长期服化学药物，导致脏器受损，分泌紊乱，内外失衡，百病丛生。再加之，疾病越治越多，越治越重，心理负担加重，思虑劳伤心脾，心肌供血不足，冠状动脉硬化，心绞痛由此而生。此症有气短乏力，不是实证，当以重剂调补心脾，缓解忧虑，作釜底抽薪之举，以解此危。余投以重剂归脾汤加檀香，丹参，元胡 10 付，苏合香丸 1 丸

3 日服，嘱停所有西药。2 月 26 日，心痛胸痛，口紫面青一次愈，血压降为 80/130mmHg，血糖空腹降为 7.2 mmol/L。按理说，归脾汤对焦虑性高血压有降压作用，但对糖尿病，确有升高血糖的作用（这是临床观察多例所了解的）。而此症反有明显降糖作用，是因此症，主要是化学药剂，引发内分泌紊乱和病人长期焦虑，引发诸症所致。只要解决了焦虑，心脏循环改善，内分泌重新平衡，所以诸症皆愈，望读者万勿以此案之效，拿归脾汤类药去治疗糖尿病。

一方及效，不若再进。2 月 26 日再以原方出入，10 付，到 4 月 13 日久全愈无症，仅觉口干，血糖空腹 7.4mmol/L，改方自拟平糖饮 10 付，二日一付作巩固。嘱其坚持静心养性，听听佛经，淡泊处世，自然可保无虞。作愈论。

李某，男，62 岁，2011 年 6 月 20 日初诊。主诉：患病近 7 个月，三家医院诊断为冠心病，心肌缺血，胃萎缩，肠炎，高血压症。住院三次，疗效不明显，慕名而来。主症：1、心慌心急，心中发紧，气短，胸闷，胸痛，左胸痛牵扯至胃脘痛，夜间尤甚；2、食少纳差，少腹痛，怕凉食，便溏，咽中觉堵，有气上冲之感，少腹胀坠；3、头痛，头昏晕，头重如衰，脉结代，三五次之间，弦大，舌苔厚腻。服西药九种之多，胃中灼热难受。此症，若遵古训，"心动悸脉结代灸甘草汤主之"，投以灸甘草汤加味。痰湿胶涸，心痛，重发必卒。见其舌苔厚腻，胸闷头衰，以痰湿胸痞，心痹论治，投以瓜蒌薤白半夏汤加味，因经济困难，没用苏合香丸，5 付。6 月 27 日，结代脉消失，心闷痛胀初效，上方再加檀香，5 付。7 月 4 日诸症大无，上方去檀香，再 5 付。7 月 11 日一切良好，反觉少腹胀，加大腹皮，5 付。8 月 3 日一切安好，原方 5 付，嘱二日一付作巩固。此病，一方治愈四症，血压亦转正常。嘱停全部化学药品，胃中灼痛口苦，诸症亦消失。中医的全面有效，可见一斑，而化学药品的毒副作用，亦见可恶。就此症成因而言，是忧思劳伤心脾，心气不畅，致使心痛卒发。而平素劳苦之人，又饮食肥腻，气机不畅，痰湿积淤，而成斯症。加之化学药物久服，片面机械治疗，又使胃肠失和，胃痛腹胀，一病未愈，丛病又生。余首先嘱停一切化学药剂，肠胃及和，再以方药治心痹。心痹愈，心气通畅，痰湿开化，诸症皆无。若以西医之观念，见血压高服降压药，见心痹痛服心痛药不效，又做心脏搭桥手术或支架，见腹泻腹胀及服消炎药。看似对症下药，实则割肉补疮。这种头痛医头脚痛医脚的荒谬法则是西医普遍的医疗法则，表面看很科学，实际处根本无科学可言。中医治病必求其本，不知本因，不可用药，这是中医的普遍法则。假设以西医观点，去找病因数值，此类痰湿在哪里？有几斤几两？作什么样的手术能取掉？西方医学哪辈子才能搞清楚？我看是永远搞不清楚。实际上，人生在世，酒色财气，乐之不疲，五脏百骸，难得调理，心中烦恼，缠绵不绝，结果一生愁苦，难得善终。倘若，恬淡虚无，调气摄神，岂能有心痛之患。所以说，冠心病是人类最好的导师。一经出现，患者恐惧，只要静心养性，调气摄神，再稍加正确治疗，极易治愈，哪有什么杀手之说。由于西医治疗上的无能，造成医疗上的恐惧，所以西医称冠心病为人类的一号杀手。而中医从不言此，是因二千三百年前，治疗此症的方法，就已成套成功，二千年后更加完善备至。小可之疾，何需吹毛求疵。

一例西医冠心病，看中医的治疗理念。

陶某，女，60岁，2011年3月19日初诊。主诉：患心痛，心慌，失眠，背胀，右腹肋困痛。左半舌红肿且痛，不敢热食。在二家大医院，治疗4个月，均诊断为冠心病，高血压。拍片仅胆壁增厚粗糙，而以冠心病，高血压，慢性胆囊炎治疗，均无效果。原先舌左半肿大，无灼痛，服大量西药后，胃中难受，舌左边灼痛难忍。十多个西医均称此病为怪病无法治疗。诊脉，左寸双尺沉濡，独左关弦大，血压100/160mmHg（服西药后）。余思之再三，认为舌为心之苗，左为肝胆之络，以此推之，系少阳积淤，胆气不舒，心火不降之症。投以四逆散加味，10付。到3月30日再诊时，诸症皆无，心胸觉畅，舌左右无异，血压亦降为90/140mmHg。改方瓜蒌薤白半夏汤加味，10付二日一付，巩固。为保不复，嘱静心养性，淡泊饮食，勿急勿燥。凡遇烦事，闭目念阿弥陀佛，等化解而再行之。然而，此类病常因诊断不明，用药不准，救治无效的病称之为怪病。

肝硬化肝癌的西医治疗，更是这种错误逻辑的表现。

朱某，男，44岁，07年12月3日初诊。省医院以弥漫性肝硬化，乙肝多年，胆囊内多水，肝内有回声住院三月。黄疸症腹水严重，医院要求做活检介入，病人性格刚强，出院等死。经人介绍来我处寻治中医，主症为鼓胀，水肿，黄疸，呼吸困难，时发高热，腹胀尿少，肝区胀痛。余以中焦湿热，雍塞气机为治。从12月3日至2月24日服药30付，诸症悉解。再30付，4月13日拍片肝硬化愈，乙肝大三阳转为小三阳，胆息肉1.6cm转为0.8cm。再服药20付，以巩固。半年后来看我，说中途因吃羊肉太多，腹泻一次，差点要命。医院检查肝硬化没有复发，作愈论。

熊某，女，48岁，09年4月27日前往省医院连续四次拍片，发现肝右叶，5.0×3.6cm一肿物，各医院均要求做活检，作介入治疗。本人多方打听，了解到，活检后良性肿瘤及变为恶性，介入放疗没有治愈的一例肝肿瘤，故寻求中医治疗。当时病人情绪极为悲观，医院医生都认为"肝癌已定"，活期不多。从4月7日至5月7日，四次服药20付，拍片肝上肿物，已小为3.7×2.7cm，一切良好。取药又5付，因其丈夫心脏病突发，死于医院，故停治疗。一直到2010年10月23日，领其姐姐来我处看病，我才知道2009年10月份，在省医拍片，肝上肿瘤完全消失。医院说"那可能是血管瘤，所幸未做活检，现在自动消失"。真是荒唐！当时如果做了活检，两个月后，有人就说，这是原发性肝癌。

这里有一个小故事，更是说明肝癌怎么样不成肝癌，那是2009年8月10日下午，一个叫刘某的大学生拿着一本军队出版社四个肿瘤专家写的一本书，好像是肿瘤治疗集锦（书名不详），来让我给其父肝癌肝硬化开个方子。打开书，一看，该处方中药二十八九味之多。其中，中华蟾蜍粉10克，水煎服。我说小伙子这个忙我没法帮。小刘一听，说，这是国家四个肝癌专家的处方，你就放心开吧，肯定是有效的，无效能上书吗？我说这不是正统中医开的，以药彻方，以毒攻毒，作者观点很是突出。可以肯定的说：治不了肝癌肝硬化，中华蟾蜍粉0.3克是其限量，而且不能水煎服。我要是照开，一付药足以毙命。名誉是小，人命关天。问题出在我手上，拿书治病，有法律效力吗？借刀杀人的事，我是不会作的。我并且打开药物手册让看，确实如此。这才求我给其父开方，说清了目前现象，我以最稳健的，自拟肝癌一号方给予20付。2009年3月16日从广州打传真过来。症状明显好转，痛胀，腹水，黄疸均大退，拍片肝癌明显萎缩。肝肿大亦减小，大三阳转为小三阳，转氨酶444，降为88.4。再以原方20付，到2010年3月8日共服中药55付，来电话说肝癌肿瘤16.5cm小为4.2cm，肝硬化呈弥漫状，黄疸腹水均消失。又以原方20付寄去。

此例肝癌肝硬化腹水，病人已知不救，为了省钱，不作介入和活检，而就似治非治的，也好好的活到时现在。要是坚持治疗，那将有很好前景，虽不说百分之百，但七成把握还是有的。若西医做肝活检介入放疗，估计生存也就二月三月而已。

有一例，让人很不愿意明细表述经历的病例。那是2005年，快春节时发生的。刚40岁的教师，活检时，查出患有泥沙性胆结石，胆囊萎缩。又在省级医院复查确诊。当时，余建议用中药保守治疗，20付中药，足以治愈此症。西医认为微创手术很科学，很简单。结果，用微创手术，摘除了胆囊，化验室化验胆汁内，发现有大量的鳞状癌细胞。我又建议，缝合后出院，让病人别知情，用中药赶快治疗。西医大夫，却要手术切开，检查肝脏是否有原发性肝癌。结果切开后，发现肝表面有1.1×1.1cm二块肿瘤。我又一次建议，缝合，再别做手术。但西医大夫说，不手术，二块肿物不活检，怎么知道是原发性肝癌。于是切下后，送化验室化验，是原发性肝癌。缝合后，再作CT检查时，又发现肝门脉右侧有一块3.2×3.0cm一块肿瘤，打电话给我说要做介入放疗。我又建议，千万别作介入放疗，减少病人痛苦，让病人多活几天。西医说只做一次，把肿瘤靠近的静脉烙死，不供给肿瘤营养，让肿瘤萎缩。我说，静脉烙死，不仅仅是肿瘤得不到营养，更可怕的是该静脉所在的肝区组织，大面积坏死，加速病情恶化。西医说只有这样了，于当晚及作了一次介入化疗，紧接上病人便出现腹水，黄疸，昏迷剧痛。6天后拍片，肝门脉处肿瘤变为10.8×8.6cm,另外2块3.0cm。二月后病故。

从此例病案中，折射出了几个问题。

1、假设，此病不作胆摘除手术，病人在无知情的条件下，正常生活三五年，十几年，我想是没有问题。而以不成熟的，所谓科学手段，明了疾病，治疗疾病，饱受痛苦，催其速死，确实不如郑板桥老先生说的"难得糊涂"，科学明智。

2、胆汁内发现大量癌细胞，西医不知道癌细胞是从哪里来的，这实在说不过去吧。大家都知道，胆汁是进入胆囊后肝液叫胆汁，而胆汁内的大量癌细胞，不用说是肝癌内分泌出来的，还需切开看肝脏吗？

3、为什么CT核磁，在手术以前，查不出来肝肿瘤？反复手术后才查出？这么先进的高科技设备，为啥在临床应用中，这样不先进，不科学？

4、一个3.2cm大的肿瘤，介入疗法后，几天内成倍增长，一块变成多块，是肿瘤在生长，还是介入疗法后大面积肝脏坏死？这种介入疗法的化疗方式，应该解释为，放开肿瘤生长的疗法，是极其不成熟，不科学的治疗方法。西医界能不能拿出此等治疗方法，成功治愈的一个案例，来让我们学习学习你们的先进科学。。

5、此例病案，第三次不作肝表面肿瘤切除，中医还有三成的治疗把握。等第四次手术介入疗法后，肝脏大面积坏死，肝循环坏死，肿瘤广泛转移，已是病入膏肓，各脏器损害，回天乏术，无可挽救了。敢肯定的说，要是不作这些所谓高科技治疗，就不会出现病情急剧恶化，短促死亡的恶果。要是听取中医的意见和建议，能让患者饱受痛苦，短期死亡吗？可叹，用极不成熟，毒害作用很强的治疗方法，广泛用于人体试验治疗，让人类饱受荼毒，这是极其不人道的，极其不科学的。

包某，男，22岁，2009年4月24日初诊。患乙肝六年余，大三阳，转氨酶99.6，肝弥漫病变，DNA 6次方。黄疸，消瘦，脾重度肿大，少量腹水。从4月24日到5月22日共服中药28付，症状消失，各项指数均近正常。因有亲戚关系，又能报销药费，转入医院，作所谓"正规"治疗（见住院证明）。用替米呋啶等西药，保肝药服用到 2009 年 12 月 23 日，所有症状加重，拍片为肝硬化。医院请肝病专家进行所谓升级治疗，到 2010 年 10 月 6 日拍片，肝脏右颈由 128mm，缩小为 90mm,锯齿状改变，肝实质出现"结节"，转为"萎缩性结节样肝硬化"。其母亲问医院医生，医院医生回答说"给孩子用的药，是一流的好药，给孩子看病的医生是一流的肝病专家，孩子病情加重，与孩子体质有关，与治疗无关"。并说"你走到哪里去都一样，全世界医院都是这样治疗的"。其母亲说，一开始中医治疗效果很好，你们医院说："没进行正规治疗"耽误了孩子。你们正规治疗了一年越治越重，现在说孩子不行了，你们让我们活成活不成。那位医生说："中医治不了肝病，都是在骗人"。你的孩子体质太差，中医治疗早就肝硬化了，早就没命了。其母声泪俱下的诉说真让人气愤，余以自拟肝 2 号方，从 2010 年 10 月 6 日到 2011 年 4 月 9 日共服 90 付中药。于 4 月 4 日拍片，肝硬化消失，肝萎缩由 90mm 扩为 144mm，锯齿状结节均消失。大三阳转为小三阳，肝功正常，DNA 6 次方转正常，孩子体重增加，气色良好，减药巩固。

李某，男，56 岁，自 2010 年 2 月份，因黄疸，腹水，腹胀，肋痛，呼吸困难，上肢水肿，在三家地级医院住院治疗无效。于 5 月 20 日在省医确诊为：1、蛋白免疫缺失性肝硬化；2、多发性肝囊肿；3、双肺间质性病变；4、脾肿大；5、胆囊手术后改变。5 月 25 日来我处求中医治疗，余以中焦气滞，水湿不运论治，处方自拟肝一号。20 付至 7 月 8 日拍片，肝硬化肝占位消失，腹水，黄疸，腹胀均消失。原方 20 付，到 9 月 23 日拍片，肝囊肿仅有小亮点，双肺间质亦消失，化验各项指数均正常，原方加健肝药 20 付巩固就愈。

李某，男，38 岁，于 2010 年 12 月 4 日因黄疸，腹水，鼓胀，吐不能食，在省级医院确诊为：1、肝硬化晚期，肝腹水；2、弥漫性肝癌待排。由于长期住院治疗，患者体乏不能行走，人扶至我处求治中医。余以肝经瘀滞，湿毒困肿，脾胃不运为治40付药后，肝硬化腹水黄疸均消失。又40付药后，拍片检查仅三系统一项阳性，以药20付巩固，返新疆上班。

高某，男，28岁，乙肝十余年，于一年前三家医院均诊为肝硬化晚期，施以脾脏摘除手术。长期贫血，面酣青黑兼黄，乏力，气短，腹胀，便溏，肝区痛胀，腹水中度。从2007年3月26日至2008年12月11日，共服药90付。于2008年11月29日拍片，肝硬化，腹水完全消失，面酣完全正常。于2010年3月拍片三次，一切正常，化验三系统仅小三阳一项阳性。

朱某，女，21岁，住院两月，确诊为结节性肝硬化，活动期。治疗无效，医院要求做活检，家人畏惧。于2010年4月28日来我处求治中医。腹胀严重，下肢可凹肿至膝，重度脾大，失眠，恶心，齿衄，身乏懒言，情绪低落，右肋胀痛，双尺脉沉。余先以自拟退水汤五付，水肿退，腹胀减。改方自拟肝二号，合归脾丸，40付药，拍片，肝脾正常，症状全无，气色良好。原方20付，二天服一付，以作巩固，返校上学。

青年肝硬化，活力充沛，极易治疗。如果做活检肝肿瘤势必恶化，余敢以断言，此男孩难以生存三个月。而中医重在"化瘀"，见水不治水，见血不治血，脾旺中州运的思想，是相当科学的。

马某，女，60岁，自诉，自2006年秋，患肝硬化腹水。三家医院轮治三年，花费数万元，最终无效。医院查出双肾弥漫，（西药造成肾损害），尿蛋白+++，潜血+++，肝硬化腹水失代偿期，缺铁性贫血。劝其回家，预料生存不及三个月，而三个月后病人经人介绍于 2009 年 6 月 10 日，来我处求治中医。主症：面色铁青，黑垢严重，双下肢紫黑肿，可凹指陷，中有柳叶状斑，一叶挨一叶。腹胀如鼓，脐突有水渗出，腹部紫斑大片，如妊娠斑。气短，难支，鼻衄，齿衄，时吐血，舌青苔少，舌后如粉积。以传统中医思想，此症为"黑疸"重症，先应振奋心肾之阳。但腹水贫血严重，故从西医之论，现增加肝门脉流量，减低腹腔静脉压，以达到腹水退去之目的。处方自拟，肝 2 号方加减。10 付药，到 6 月 24 日，肿，青紫，腹水大退，诸症改善，鼻衄，齿衄消失。原方 10 付，7 月 22 日，黑疸，腹水可凹肿，完全消失。再原方 15 付，服至 8 月 12 日，肤色正常，所症尽无，原方 20 付巩固。到 9 月 21 日，肝肾血液西医检查各项数值均正常，改肾病 2 号方。20 付，巩固肾病到 2010 年 10 月份，复诊一切正常。

刘某，女，68 岁，2007 年 10 月 9 日在医院以拍片诊为：1、萎缩性肝硬化，肝右斜径 6.0cm；2、胆结石；3、肾结石；4、腹水脾大中度。于 2007 年 10 月 19 日来我处作中医治疗，到 2008 年 4 月 27 日，共服中药 55 付，自拟护肝排石汤。2008 年 4 月 17 日，医院拍片，肝右斜径 8.6cm，肾胆结石消失。拍片肝右径以 7.1cm 变为 11.1cm。于 2011 年 4 月来我处，看肠胃病，就见体健身爽，气色良好，自言，停药后至今连感冒都没有，带孙子两个，还做饭，操劳家务。

洪某，男，38 岁，2011 年 5 月 13 日初诊。主诉：肝区痛，右肋后不适，多年。多家医院均诊为肝占位，肝囊肿，今春拍片 0.8cm，大为 1.1×0.8cm，胆囊炎，久治不愈。省医要求，作活检手术，兰医说没法治疗，等长大 10cm 时，直接换肝。因恐惧，而慕名来此求治中医。主症：面青暗黄，少腹痛，肝区触痛，食少纳差，失眠多梦，查无肝炎史。此肝气久郁，气

滞血淤之小疾，余投以自拟肝 2 号方加味。35 付药，服至
6 月 19 日，脉症均如常。于 7 月 4 日，拍片，与 5 月 11 日原
片比较，肝占位，肝囊肿，完全消失，改方丹柏四逆散，治胆
囊炎。10 付药，再无不适，又经二家医院拍片，一切正常作愈
论。请问，能检查出疾病，能明确的认识疾病，而又治不了疾
病，这种医学科学，能不能称之为高科技，算不算是现代化。
而古老的中医学，在短期内治愈了西方医学无法治疗的疾病，
怎么说是不科学，科学总不是搞得人多了就是科学，搞得人少
了就不科学。这样荒谬的科学理念，符合人类生存吗？符合医
学科学吗？

　　肝血管瘤在西医已是不治之症，及不能手术，又不能化疗，
更让人不可思议的大多数患者，任何感觉没有。临床指症不强，
几乎都是偶然检查，拍片发现，给病人心理压力很大。在中医
也是无证可辨的，近几年，余治疗近百例肝血管瘤，共发现了
五条线索：1、心理压力大，左寸沉濡，右关细涩。多有失眠，
乏力，纳差者，以归脾汤加三棱，莪术，山甲，汉三七为有效
方；2、凡肝血管瘤超过 1cm 以上的，用自拟肝 2 号方，嘱其
不要剧烈运动。有在 20 天内治愈的，也有在三个月内治愈的，
为中医完全可以治愈的疾病之一；3、乳香，没药不要用于此症，
这是在多例，失败案例中，总结出来的小经验；4、忌酒，荤腥，
刺激，暴怒，忧郁；5、不得使用任何化学药品，工业加工食品，
更不得听信西医，无法治疗的推托之词，什么"不管没事"，
什么"等长到几公分之后在换肝"，这都是不负责任的医疗语
言，这种语言的性质，一是无能，二是不负责任。此类病，绝
大多数治愈的患者，治好都不再来，最后的拍片报告单，都无
法寻求。搞得我们中医，战而无功，治而无果，无法进行疗效
统计。对此类病，无法进行证据性研究。下面一例，是近三年

来，唯一检验报告齐全的一例。

杨某，男，38 岁，2011 年 1 月 15 日初诊。主诉：于 2011 年 1 月 14 日因工作需要，在武威市医院，作 B 超时，"肝右叶可见一个 14×11cm 中等，偏低回声肿物"，举家惊慌。于 15 日来在省级某医院，作 B 超 CT 亦如上，大小肿物，脾肿大，慕名来此求治。无症状，脉如常，孩子个性活波，无忧郁之机，以拍片资料为据，作肝经淤血论治，投以自拟肝 2 号方，10 付。由于脾肿大加别甲，到 2 月 14 日共服该方 20 付。于 2 月 19 日，3 月 1 日，3 月 16 日，分别在省级某医院，三次拍片检查，肝右叶肿物消失，脾脏大小如常。于 3 月份顺利参加工作。

在此例病中，提示了这样一个信息。当代中医，必须吸纳现代科技数据，否则对许多无症可辨的疾病，无法进行治疗。比如"肝血管瘤"，"乙肝"，"丙肝初期"，脉象体症，并不清楚。中医只有吸纳，现代科技数值，才能更准确的，认识疾病，治疗疾病。至于怎样治疗，大可依照，化验数值，拍片资料，相向用方。肿物，可用软坚散结，活血化瘀之法。病毒，可选用清热解毒之品。但组方，必须严格的遵守君、臣、佐、使的原则，否则以药彻方，南辕北辙，同西医一样，头痛医头，脚痛医脚，片面机械，忘了整体观念，结局必然堪忧。

没有正确的思想，就没有正确的方向，没有完整的理论，就没有完整的实践，从一例，肾癌病例来看中医西医两种不同文化，不同思想的医疗理念。

张某，女，67 岁，2009 年 2 月 19 日初诊，患者当时患外感，咳，喘，肿，头痛晕。服中药三五付后，诸症愈。4 月 2 日诊脉实觉右尺脉冲沉涩，内候小紧。建议作肾脏拍片检查，4 月 16 日患者医院拍片"右肾可见大小约 5.5×8.0cm 高密度影，边界清晰"，左肾未见异常。医院考虑肾癌，建议住院活检，化疗。其兄与余交好，征求我的意见。我分析 67 岁之人，就算是肾癌，活检，化疗，手术生存不会太久，痛苦万分，不如中药调治。或无可痛苦的条件下，多活几年，建议别让患者知道病情，以免造成精神压力，加重病情。中医亦有精神支持，而从容调治。当时一西医给我说，"这是要负责任的"。我很生气的说，你们做活检，做化疗，做手术，负责任吗？催人早死，负责任吗？不实事求是，不根据病人及治疗效果的实际情况，千篇一律的去治疗疾病是负责任吗？后经家属决定，于 4 月 17 日开始中药调治，到 5 月 22 日，共服中药 30 付。病人精神气色良好，无任何不适，为了不让患者知道病情，在患者多次要求下停药。到 2010 年 1 月 9 日患者因感冒输液后，右腰突觉痛困，小便有出血，来我处再治，知其肾癌发作，改方沉香散，重剂 15 付。痛，血均无，改轻方，限制肾癌生长，5 付巩固后又停药。12 月 29 日又复发，7 付后又消失。停药过春节，到 2011 年 3 月 8 日，其子女不放心，催来再服药（原因是 2011 年 1 月 11 日，医院拍片右肾肿瘤大小为 6.6×6.8cm）。14 付药后病人抱怨子女说"没病老让我喝药"，故又停药。至今半年询问一切良好，老人活泼如常人，让拍片，老人坚决不去，子女亦无奈。假设，此例病，按医院要求，先活检，再化疗，再手术，老人生存不要说三年，三个月的机会也很少，不转移的机会几乎没有。所谓的科学，有科学的效果吗？没有，这是错误理念，形成不科学的错误方法，其结果肯定是不科学的，错误的。由此证明中医以人为本，人性化治疗疾病是正确的，优秀的，是很科学的。

任何疾病的终极段都是死亡，能让疾病不出现终极段，这就是医疗高手了。能让最小的代价，最小的痛苦，走向最终段，也是良医。而以大代价，大痛苦，大动作走向终极段，这就是庸医，俗医，严格的说就不是医生行为，或者说是野蛮的医疗行为。

一个科学的发展，需要漫长的实践来完善，三百年的西医学比五千年的中医学，各个方面均显不足。探索中由于受社会环境影响，总会出现弯曲现象，有时还会倒退。拿风湿，类风湿病来说，一个与人类生活，劳动，居住环境相关的常见病，西医却以风湿因子作病因论。药物中抗风湿药，毒副作用极大，疗效几无，错误的认为是不死的癌症。朴实的中医，却以"风，寒，湿，三气，杂至合而为痹"，治无不愈。为省篇幅，将常见关节类，强脊炎，腰椎病，颈椎病，这些常见易治的不作讨论，下例讨论几例，极为严重的风湿，类风湿病。

豆某，男，14 岁，2005 年 6 月以"右膝关节结核，右膝关节滑膜炎，右膝关节外侧半月板损伤"住院，医院治疗三月，建议截肢，安假肢。因经济困难出院于 2006 年 4 月 22 日，来我处作中医治疗，取药 5 付（因无钱回家）。当时孩子因膝关节肿，双膝关节积液变形，冰凉，下肢肌肉萎缩，不能行走，瘫痪难以站立，右膝关节青紫硕大，向内肿。其父亲说，是骑自行车摔了一跤，一年后及发生。住院三次，抽水三次，无钱截肢，此症若截肢，孩子残废终身，又多一人间悲剧。余以鹤膝风论治。从 4 月 22 日至 7 月 27 日共服药 45 付，孩子体形恢复，行走正常，返校上学。

刘某，14 岁，男，此例较上例（豆某）更为严重，双膝硬肿，青紫，冰凉，肌萎，瘫痪。从 2008 年连续用药 70 余付。症状消失，体能完全恢复，作愈论。后考上大学，2010 年多次看望过我，生长良好，体态健壮，已是一个大小伙子。与刘某同时的周某亦 14 岁，就没有这二个孩子幸运，报纸，电台呼吁社会捐助几十万，最终在医院截肢。当时我百忙中，去过一次医院，也想出手救，但医院人涌成群，正在搞捐款，录像。我只抽看了一下病历外页，想跟孩子的爸爸见个面也无法见到。加之大势已形成截肢的社会定向，很难接受中药治疗。爱心换了一个人间悲剧，孩子残疾终身，殊为可怜。我真不敢想象，作为一个医生，当给这个孩子下截肢定义的时候，当截孩子肢体的时候，做何感想。医者仁心也，不完全不为功，稍有恻隐之心，很难下此重手。若余为西医大夫，肯定会再三考虑，能不截绝不截。我院不能治，转他院治疗，我不能治，建议他医治疗，我想这才是为医之道。

2000年5月12日，一个姓唐的个体老板，患颈椎病三年，在兰州各大医院治遍。所有能用的，机械药物，尽用其遍，什么牵引，小针刀手术，埋线，针灸，火罐，无所不用。最后结果是，吐不能食，晕不敢睁目，项痛，强痛定，消炎痛，激素并用小止，单用无效。后项大椎骨上方长出 10×10×3cm 大块硬肿，冰凉痛困，难以转侧。余以仙方活命饮加干葛，赭石，生石膏，焦芥穗，30付治愈。肿块症状均消失，患者送锦旗致谢。当时有几个业内好友均劝余别涉治此症，因为药毒太深，治法多行恶劣，有骨癌之可能。后治愈，业内好友依然认为我是侥幸弄险。六年后，余在坐诊时，该患者来看过一次胃病，言自上次治愈后，颈椎一直良好。

张某，男，32岁，三年前因椎管狭窄，腰痛，大手术治疗。于去年冬天渐觉腰痛，左腿运动不灵活，困痛，麻木，发凉。于2011年3月3日来我处求治中医，于以自拟腰痹汤，20付。于4月25日再诊，上症消失，一切良好，体力增加，以原方20付巩固作愈论。

李某，女，66岁，腰椎间盘突出，椎管狭窄，省医手术。

后半年逐渐右下肢麻木，痛困，跛行，天阴加重，难以下床。近三月，下床已很困难，多发治疗无效。于2011年4月7日，来我处求治中医。诊脉双尺沉濡，检查右腿三里穴下肢，有肌萎下陷，怕冷，腰凉，以自拟腰痹汤5付。于4月25日，痛，麻，凉大减。于原方二十付，跛行，肌萎均痊愈，体力恢复良好。嘱多锻炼，多活动。假设此症，不做手术，敢肯定的说，作风湿腰痹论治，中药20付足可治愈。而西医手术治疗，只能作局部所谓复整，实际给病人造成了一种慢性瘫痪，最终因肌肉萎缩，神经麻痹而丧失劳动能力，残疾终身。所以说西医在风湿，类风湿疾病的治疗中，只是野蛮没有科学可言。

王某，女，24岁，于2011年3月28日自诉，六年前因四肢困倦，腰胯肩肘痛困，天阴尤重。以风湿病多家医院轮治，越治越重。于9月前，因疼痛加重，不能站立，入住某省医院。医院确诊为延髓性强直性脊椎炎注射一种药，一次几百元，口服多种西药，外贴多种膏药。9个月治疗无效，致瘫痪。其叔与余交好，请余诊治。检查孩子四肢消瘦，左腿三里穴已陷下面青，舌青，身冷，脉细紧，时无。气短，头晕，背腰冰凉，肩项左斜，腰胯右斜强直不能转动站立，痛如刀割，虚汗淋漓。此寒凝脉络，任督受阻之小疾。西医无识于此，故久治不愈，余以自拟腰痹汤加鹿角片，姜枣引。由于经济困难，先以五付，4月6日，痛冷大减，已能行走。原方再5付，舌面已红润，体形已端正，痛已无作，冷已无，天阴亦无异常。原方再7付，5月9日已打工上班。原方7付，二三日一付以巩固。此等小疾，余不知道治愈了多少。由于疾病单一，无复杂可言，辩证清晰，无误途之虑。投方及效，无选方之难，故很少保留档案。而冠高科技之名的西方医学，反称之为"不死的癌症"，无药可治。不知花巨资研究，既然连人类最常见的风湿病，类风湿病都不能治疗，何以冠"专家"之名，"科学"之名。

前列腺病分四类：1、无菌肥大型；2、病毒感染性（中医为湿热型）；3、肿瘤，结石，组织改变，瘀阻型，中医统归为尿淋。从《金匮要略》到《医学心悟》，五千多年的中医学，优秀完整的治疗方法，比比皆是。而今高科技时代，西医论治却以世界医疗难题，大加研究，名目烦多，导入疗法，消炎杀菌手术，难有成功治愈，完整治疗的一例。倒是治败，治残的不少。

赵某，男，24 岁，2008 年 7 月 21 日初诊。主症：下湿不净，尿分叉，尿浊，下阴紫色丘疹，肿瘤，烂，流液，尿中灼痛，医院治疗三个月，花费近二万，余以自拟十神汤，20 付中药彻愈。

詹某，男，70 岁，2008 年 7 月 22 日初诊。省医 5 月 23 拍片，前列腺 4.7×3.4×2.4cm，重量 37g，体积 36cm。以前列腺癌变，做手术。因周围粘连严重，治疗三个月，未效。劝其出院或转院，余以自拟分清饮加山甲等，合导气汤。三五付后，痛，冷，坠，湿，尿急频均愈。又三十五付后，拍片，前列腺呈栗型，轻度肥大，无症而愈。

王某，男，28 岁，2011 年 1 月 24 日初诊。主诉：下身潮湿，睾丸坠痛，左侧肿大，尿频淋漓，尿中后带血丝灼热痛。阳痿早泄，肛门坠痛，少腹冰凉。在省生殖院住院一月余，导入疗法四次，花费 1.2 万元，直至今日。腰酸背痛，乏力身困，冒虚汗，较住院前更觉严重。已无法工作，医院病历上写：1、肥大型前列腺炎；2、精索静脉曲张重度，建议手术治疗；3、孔静脉痉挛建议手术（书写潦草不清楚）。主症：左侧睾丸明显肿大，上根处有 1.2×1cm 结节，下有条索状三条。此尿淋小疾，湿热壅阻奇脉所致。加之治疗不当，下焦受损，致肛坠睾疝同作。以自拟分清饮合导气汤加减。至2月28日共服此方35付，上症全无。从3月7日-4月12日共服35付，上症就全愈。4月22日转方颈椎风痹7付愈。此等小疾，凡读了《医学心悟（程仲龄）》的医生，都知道怎样治疗。而在高科技的今天，应用所谓的高科技行为，把一个体壮身强的小伙子治成一个难以生活工作的人。毫不为患的疾病，治成一个西医所谓的不治之症，难治之症。

无菌性前列腺病，是现代生活，整日坐车，坐沙发，下体运动减少，下焦循环不良，阳维，阴维不畅，阳跷，阴跷滞缓。加之膏粱厚味，湿热下注，致使下湿尿淋不净。只要坚持运动，尤其下午三四点的平踢腿二十分钟。再并足直跳数十次，一月之内足以不药而愈。余用此法，治愈过上千例因经济困难的前列腺患者。为医之道，不过治病救人，济危扶困，用最简单，最有效，最经济的方法去对待人类疾病。这才是仁心所现，仁术所现，科学所现。要是"利字当头"，神灵不佑，纵是千万财富，终必受祸。没有仁爱之心，纵是技术再高，充其量也就是一个"刀斧手"。道德经曰："复命曰常，知常曰明，不知常，妄作凶"，正此谓也。西方医学，最大的缺陷就在于"重机械，不知常"。

皮肤浅表之疾，如常见的牛皮癣、银屑病，西医拥有那么多的高科技机械和药品，以真菌感染为因。治法众多，但一例治愈的都没有。而中医以血虚风噪论治，治无不愈。不是西医机械不先进，药物合成不合理，而是医疗理念错误，西医只注意到了真菌为病，但不知真菌为病的人体生理条件。为何在同等生活，劳动环境中，有人染病，有人不染病。毛主席的矛盾论中说，外因是变化的条件，内因是变化的依据。所以以内因为重，中医"血虚风噪"论治牛皮癣，银屑病，确实是有道理的。

石某，男，24 岁，银屑病五年，多方治疗无效。于 2008 年在一家皮肤病专家医院治疗一年后，惨状惊人。2009 年 12 月 18 日来我处治疗时，从头到足，惨不忍睹，眉毛，头发大部被蚀落，痂斑，一层落一层，约 1cm 厚，身上 90% 结痂。双腿如毛毡裹腿，行走大是困难，痛痒可想而知。自诉天下皮肤病的药都已用尽。专家打一针一千三百元，说是三个疗程，保证治愈，结果六个疗程后花费二万余就变成了这个样子。去北京查询说该专家全国权威，用药准确，治疗无误，只是这个病，世界上也没人看好。让等到 2015 年人类基因工程完成后，就有办法了。来我处仅是慕名和无奈。余以血虚风燥论治，从 2009 年 12 月 18 日至 2010 年 2 月 25 日，40 付药，基本屑尽肤愎，后以 20 付巩固，至今良好。大学毕业因病无法工作，于当年及找到了工作。

乔某，男，36 岁，2006 年 6 月大面积牛皮癣，结痂厚达一公分。上身如古装铠甲，下身刚好是一个大裤头，奇痒难眠。西医多家医院均以神经性皮炎论治。五年，越治越重。余以血虚风燥论治，一月全愈，至今良好。治疗中，突然病灶上，大量渗出黄液，病人恐惧，我以沙中出水，沙膜将润的解释，让其安心用药。果如其言，二周后水退痂落。

王某，男，20 岁，患银屑病六年，多方求治，越治越重。此症是我一生中见过其最严重的，最糟糕的银屑病，从头到足，如核桃半，贴遍全身，疼痛难以站立。四肢肌肉萎缩，关节变形，尤为严重的是右臂骨瘦如柴，并且溃烂，恶臭难闻。自诉是省级医院，专家，用一种注射剂，一针 1300 元，四针一疗程，三疗程后，及至如此。口服一种中药，据说是大象皮配制，听了让人不知所措。这些药品的毒化作用何其毒也，可见而知。所遇到的医生更是低级，把一个皮肤小疾，治疗成骨瘦如柴，体无完肤的瘫痪重症。二十岁的青年，母亲背着看病6年，着实让人感动。医术不精不能为医。中医所谓"闭门造车，端而独行"的道理，此时我才小悟。

从2010年6月14日至9月28日，已初大愈，能站立行走，肌萎已初愈，二十付，溃烂痊愈。90付药，银屑病已尽除。病已除，药毒仍未尽解，转方治骨萎。可惜孩子，六年病，家贫如洗，负债累累，疾病初愈，因家贫而停治。其父母在外打工，凑钱给孩子治病，因药价上涨，一月工资，不够孩子一月药费。中药报销，仅限于在医院大医生。民间小医，报销无门。

孙某，男，67岁，黑变病三年。面部85%如油土状，外渗小黑点状。左额眉角处一块6×6cm正方形，尤为黑色。灼热，奇痒。糖尿病三年，空腹血糖17.8mmol/L。前列腺肥大，下身潮湿，尿频淋漓，治疗近三年。大家名医均言，为世界难题，无法治疗。2008年4月7日来我处以中药治疗，自拟失荣汤（考虑到糖尿病去方中甘草）30付后，于5月13日，黑变病完全消失，糖尿病化验亦正常（5.7mmol/L），连喑哑多年亦恢复，再以原方15付巩固作愈论。

马某，女，48岁，左侧面颊及耳后及项一大片黑边，灼痒，无痛。平素内向，心情不爽。于2004年4月20日来我处求治，余以丹栀逍遥散加味28付后，黑变消失，再以7付巩固，一切良好，作愈论。

马某，男，38岁，腰背壁部大面积白癜风，发亮。2008年9月3日来我处求治，到9月17日仅10付药，色素已生，约3/4改为土红色。后30付愈，隔一年半后，白斑完全消失，为我治白癜风，从处方时间的概念上作了一个基本的定数。

王某，男，16 岁，额部，发鬓，背肩，左侧腹股沟大片白癜风，重度干酪。2008 年 7 月 22 日初诊，30 付自拟白癜净中药内服，1 付自拟白癜风擦剂。至 8 月 26 日就大愈，再 20 付。于 2011 年 3 月来复诊，就一切良好，此例是重度白癜风，使用外擦，内服中药，速愈的一例。

陈某，男，16 岁，左手腕，臂，手指甲，多处大片白癜风，干酪，内陷，发亮。10 付药，到 9 月 17 日指臂部已消失。后 20 付愈，一年半后来兰已基本正常，再以原方 20 付巩固。

朱某，男，23 岁，面部白癜风，右眼部，胸腹部，大片多处。头发二块斑秃处，头发睫毛均白色，右眼内角被白癜风擦剂腐蚀严重。白癜风致发根变白，干酪内陷发亮，治疗 4 年花费数万，其母来时泪流满面，求余以治。2008 年 8 月 14 日至 9 月 10 日，20 付中药，约 3/4 干酪发亮已无。后 40 付，胸腹部消失，右眼干酪已红平，头发，睫毛已转黑，少量已转棕红色。再 40 付就愈。此一例由于眼面为重，外擦药无法使用，故为单纯内服中药治疗白癜风的最佳例。同时说明白癜风为色素细胞消失或变性，形成的疾病，必须内服药为主。2011 年夏末，领朋友来我处诊病。小伙子脸部完全正常，毫无白癜风痕迹。这是余生平，第一次治愈干酪性白癜风。

张某，男，46 岁，干酪性白癜风。右手合谷穴 6×4cm，一块干酪发亮。右胸，手臂，后项多片，15×15cm，7×7cm，3×3cm。2008 年 9 月到 2009 年 8 月，共服中药 100 付全愈正常。这一例没有使用外擦剂，单靠内服药治疗效果最差的干酪性白癜风，是我对白癜风干酪发亮是重症表现，加深了认识。

方某，女，51 岁，2009 年 2 月 9 日初诊。主诉：四大家医院均确诊为"系统性红斑"，治疗三年，化疗 7 次。现服嘌呤呱等四种药，地塞米松，一日 40-80mg（8-16 片）。现症：头发已脱 2/3，右眉外角一块脱落，四肢皮下小脓泡遍布，水肿严重。全身困酸难忍，四肢关节楚痛，面肿赤紫，肿如条状红斑，遍布双足灼热。失眠严重，耳后一烂处奇痒入脑，尿秽浊，有异味。余以湿热内蕴，赤斑风论治，投以四妙散加味，合小活络丸，2 丸/次，2 次/日合煎服，20 付。3 月 2 日来诊：1、全身肿已退净；2、皮下小脓泡退净；3、双足灼热已无；4、耳后烂愈痒止；5、四肢关节楚痛大减；6、尿浊异味消失；7、右眉已长出；8、激素已减为 4 片/日（20mg），其余西药全停。转方治湿困经络，热蒸痹痛，桂枝知母石膏汤加味（5 付一次，7 付一次），于 2011 年 6 月 12 日就痊愈。

杨某，男，16 岁，2007 年 3 月 2 日初诊。其父说，患病二年，花费过万，休学二年，病情越来越重。医院有说是"上皮毛囊瘤"，有说是"红斑狼疮"，有说是"皮肤结核"，也有说是非系统性红斑狼疮。现症：面部红斑隆起，如苔状，边缘更高，中有凹陷。左目下睑尤重，如条索状。眼以下面部均大片，不规则红条斑，下腭及左侧耳廓均显红肿斑，灼热难忍。四肢发凉，有青紫柳叶斑。余以湿热内蕴，赤风斑为治，清热利湿解毒为方，自拟失荣汤加板兰根，合龙胆泻肝丸，10 付。3 月 17 日红斑灼热基本无，再以原方 20 付，于 4 月 16 日痊愈。以原方 15 付，二日一付巩固作愈论。小病不治何言大医，连这类肤浅疾病，应用高科技手段，四大家医院，没有一个统一的说法，治疗彼彼无效，反说中医不科学。这种没有实践证明的科学，我看没有也罢，有也说明不是高科技，而是粗糙无知的摆设和谬论。

癫痫是人类早期就认识的疾病，中医历史上治法颇丰，良方甚多。以胎气癫痫命名久矣，治愈者与常人无异。而今西医以西药，镇静，抗痉为治，不痴便呆，仅以减少发作次数为治疗，实在不敢恭维这是医疗行为。

黄某，女，26 岁，患癫痫病 16 年，服西药 10 余年。埋线疗法 2 次，于 2007 年 8 月 21 日来我处求治。当时体态臃肿，神情呆滞，反应迟钝，左目不睁，面苍如五旬老人。在诊室突发抽搐，晕倒，叫声如牛，沉闷，重郑。口吐并非白沫，而是青白色乳状液，量约 300mL。当时我以为是牛奶喝的太多，结果一问其父，没饮牛奶。加之诊脉沉细，知是寒痰流涎，先后用二方，10 付药，月余未犯。20 付后，年内其父来言未犯，此病西医治十余年，埋线，手术药物尽其用。长期服药，以致痴呆。愈后其父言，语言增加，表情活泼，习劳不懒。

李某，男，4 岁，患癫痫一年余，服西药一年余。于 2008 年 8 月 28 日因扁桃体发炎来诊。主症：动作怪异，狂躁好动，时常昏迷，而语言障碍明显，最多能喊一个"吃"字。肢动明显强硬，夜间哭闹无常。考虑西药药毒之因，以三方（自拟治癫痫方三次）一料（自拟五生散）。二月后孩子已很理智，语言流利，动作沉稳，能喊出"爷爷好"，"阿姨好"，真是让人欣慰。

董某，女，20 岁，2007 年 4 月 17 日初诊。患者有抽动症一年余，省内多家医院，诊不能定病，治不见药效。专家建议用肉毒素封闭治疗，但不保证效果与后果，故慕名来我处求治中医。观其抽动发在毫不自觉中，平时无抽动。坐在椅子上发作时，整体抽动，身体直起有近十公分高低。一两次后，身颤不能自持，不到一分钟及安静如常。神志清楚，无疼痛感。平素胆小，多梦失眠，梦中惊起，时心悸，气色精神良好。余以《内经》所言，惊则气乱，恐则气陷，以右脉细弱，因恐则气陷为辩，以怪病多痰论治。投方温胆汤加牵正散，5 付，症状无作，10 付全愈。追访半年来没发生，作愈论。此罕见之疾，西医已是束手无策，镇静，镇痉已是无效，假设用肉毒素，残疾难免。而中医仅以风痰小疾，只要避免见虚就补的错误，处方及效，举手及愈。中医认识疾病全面细致，见病知源。而西医只知，细胞构成生命，无知，精气神为生命之主的道理。见抽及镇痉，镇静，去阻断某根神经，所以怎么去发展，去研究，结果肯定是歧路亡羊。

至于许多个异常少见之病，中医如腊梅舞雪，光彩夺目，如尿崩症，脑梗阻性积水，肺大泡，汗腺疱疹，中风后遗症，骨肉瘤，肺含铁性色黄素沉着症、白癜风、黑变病、鱼鳞病、眼底病变、肾结石、肌萎症、高血压、心脏病、神经性头疼、脑震荡、肺积脓、鼻息肉、青光眼高眼压、神经性耳聋、喉痹暗哑。常见的如前列腺，痣血，坐骨神经痛，便秘，胰腺炎，性病，扁平疣，带状疱疹，口腔溃疡，结肠炎等，更是廉简便捷，而均为西医难治之症。

中医最大的优点就是整体观念，辩证论治。一理通万理通，从不分科，更无片面机械之弊。药物来自自然，贴近生命，就近可取，无枯竭之虑。但唯对抵制中医，怕药苦或无法服中药的人，久为化学药剂毒害的疾病，突发外创的疾病，由于中医外科自汉代后，华佗被杀而衰退，流于民间。加之近代中医受明清医风影响，重理论，轻实践，而有不足之处外，其余各科无不遥遥领先于西方医学。

有李教授者多年在国外工作就对此有深感。李教授患有三种小顽疾，在加拿大，美国，澳大利亚均做过治疗，有效只在一时，无法根治，后仅二十付中药，从此就愈，再无发作。

王某，男，11 岁，2008 年 9 月 11 日来寻我诊治，医院确诊为所谓"海蓝色细胞组织增生症"。言此病罕见，世界十三例，中国可能第一例。我诊后纳闷，此症中医在医宗金鉴，就有"癖积"之名。我就见过此症四例，少年学医时，跟随我几个前辈老师，就给余表兄的孩子诊治。民间俗称"鱼儿子病"，以肝脾急剧肿大，紫癜出血，高热，贫血为主的疾病，只能说少见，不能说罕见。文革早期，余之众师皆遵旧法治之，除汤药外，均以"鳖甲煎丸"为主药，虽然治疗失败，但给我启示很大。此例，我吸取前师经验，以自拟方，没有使用鳖甲煎丸，结果七个月时，孩子一切正常，良好，以三天一付药，巩固40付药。于2011年8月20日再来时，拍片仅脾脏轻度肿大外，其余一切指数均正常。以一贯煎加味，二三日一付巩固，作愈论。至今良好，这种现象说明，中医确实无愧为国宝，有巨大深厚的潜力可挖。然生命苦短，一个人到底能继承多少，挖掘多少，毕竟有限。但是我相信，中医之妙，是一代人接一代人的，挖掘出来的，只要遵循中医医理，顺天应人，以疗效为标准，不断探索，把最宜人类的中医科学，展示出来，服务于人类，敢说中医将是走向世界唯一拯救人类的医学科学。

程某，男，25岁，2001年4月20日初诊。患阻塞性，坏死性脉管炎。据说一年内住院三次，越治越严重。这次住进省医，二月余，专家会诊后，建议尽快手术截肢，否则疼痛难止，生命难保。一个青年双下肢截肢，后果是何等残酷，可想而知，一家人在医院抱头痛哭，经其舅引荐，到余求治中医。余检查发现，孩子双下肢膝黑，脚背紫肿，有三处15×10cm深层溃烂，恶臭。骨头如黑炭，外露，血管在其深处，米黄色跳动，流出液似脓似血。灼痛难忍，强痛定一日六片，痛不能止。面色铁青，双手腕处5×5cm结节两块。心脏上锁骨下，平行排列，5×5cm结节三处外隆。腹肋部结节3×3cm多块。余以血毒攻心，湿凝脉阻，论治。投方10付，以痛消肿，脓血止为有效，十天后，果然奇迹出现，足背已消肿，有肌肤色，痛减，已能入睡三五小时，脓血止。再 20 付黑色骨头，已现白膜，再 40 付，于 7 月 17 日来时，已行走如常，双下肢愈合，肌肤如常。因经济困难要去打工，带药 20 付，嘱两三日一付，巩固。10 年后，见其一切良好，婚后小孩五岁，言再未犯。作为医生，孩子当时惨不忍睹，让人心中楚楚。不以仁心去思考，不以仁术去对病，而以所谓的科学数值，妄下结论，狠心截肢，社会又多了一个残疾之人，少一个幸福家庭。国家多了一份负担，何益于天下苍生。既然这种科学不益于天下苍生，无益于国家万民，为什么还要发展这种科学？据估计，全国因脉管炎，截肢致残的人，不下三十万。生命每天都在控告着这种野蛮的医疗现象，只是苍生浩天无奈罢了。

曾记 1994 年，杨某，患脉管炎，在上海二次手术，截肢后又复发，其疼痛程度，让人发指。当时患者，杜冷丁 2 小时一支，冰块 16 块，在双肋侧排放。病人嚎啕不止，最后声息皆无。须臾再作，终日不止，汤水难进。我诊其脉，脉强直，突然六脉全无，稍等又复。余知己为无救，洒泪而出，久久不能自持。医治病无方，救命无能，何以面对众生，苍天，与职称。

牛某，男，60 岁，2010 年 2 月 1 日就诊我处。六年前作胆囊手术一次，心脏搭桥手术两次，下肢静脉曲张手术二次。现哮喘，肺胀难以呼吸，胸闷，气短，腹脘胀满，右肋痛胀，口紫面青黑。身冷肢凉，双下肢青紫，红肿至膝，行走困难。心慌心痛，舌青苔厚，脉细弦，余仅以定喘汤加味二十一付，诸症皆无。三月后调方治静脉曲张二十一付，三次方就恢复如初。

蒋某，男，60 岁，患溃烂性脉管炎多年，多家医院医生诊治无效，均建议尽早手术截肢。于 2010 年 3 月 1 日初次就诊我处，双下肢大面积溃烂，黑紫，肿硬，褐色至膝。因对中医怀疑，第一次就带走处方。3月22日来向我道歉，言此方真有效。服药十付肿烂已收，褐黑大退，我为说服拍片留案，三十付药后，全愈。

未某，女，56岁，主诉：十二年前，右下肢静脉怒张，青紫，灼痛。四年前在省院诊断为：阻塞性脉管炎，用大剂量青霉素（80万μ×6支）作静脉注入后，在医院门口，道路旁昏倒。一位好心的消防车司机将其背到医院抢救。三月后，右腿青紫红肿至膝。在省医院做手术后，膝上紫肿退至膝下。医院建议，尽快截肢，病人恐惧，后转入武警医院，多年治疗。据医院医生说是最有效控制，治疗的一例。

现症：右下肢至腓骨处上处，青紫肿硬块至右足背外侧踝内上处溃烂一块约5×5cm，深约半公分，血脓不分，灼痛难忍。大片肌肉坏死，褐紫硬块，尽右下肢。跛行多年，丧失劳动。后经多方打听，亲人介绍，来我处求治中医。2011年4月18日初诊，余以湿热蕴毒，脉络受阻论治，投方自拟勇安汤，5付。4月25日，溃烂已收，二次5付。4月30日，紫肿硬几无，三次至5月5日已大愈。

李某，女，53岁，患脉管炎3年，多方治疗，越治越重。初诊时言，仅双下肢硬肿节，立久则痛，无余症。现今，双下肢玻璃样水肿，大面积溃烂流水。一天三双袜子，亦难保鞋中干净。余治脉管炎不少，从未见过，如此罕见的现象。玻璃样水肿，有0.5cm厚，罩在双下肢膝下全部。半透明，里面小静脉亦清显，外渗出如汗珠状液体流出。足背部青紫红肿，双踝内溃烂变黑，灼痛痒并剧。自诉，多家医院均建议双下肢尽快手术截肢，病人恐惧。于2010年11月2日，慕名来我处求治中医，检查完，发现，患者有两大怪疾：一、罕见的玻璃样溃烂型脉管炎；2、罕见的斑癣皲裂症。全身斑癣，四肢尤重，上肢甲床虎口，皲裂及多又深，双下脚指均有深可见骨的皲裂，常见的皲裂是燥裂，裂中流水。思之再三，以湿热流注，经筋失荣论治。投方，自拟勇安汤加苦参，白鲜皮，薏米仁，汉防己等，从2010年11月2日，服中药至2011年元月10号。60付药，灼痛痒，烂，肿，皲裂，斑癣全愈。仅双下肢肌健发硬。愈合处肤色发红，减上药改轻方，再服40付。于2011年5月11日，基本良好，原轻方每三天一付，巩固，作愈论。

若此症，按西医的建议，手术截肢，该患者不说残疾终身之痛苦如何，就说生命能活几个月？要说西医科学，为什么显微镜里找不到导致这种疾病的细菌，要说是炎症，为什么没有有效的抗菌素消炎？为什么在高科技时代，西医还在大量使用截肢这种低级野蛮，惨绝人寰的方法，治疗这种简单易治的疾病？这是科学吗？这是中医不科学吗？

此类小病，余一生不知道治了多少，可以说举手就愈。而当今西医冠以高科技之名，消炎，激素，动刀子，让人残废，疼痛，最终无效，真让人不知什么是高科技，更不知西医药能否发展为一个保障人类健康，保全人体的医疗学科。

一例外科肿瘤，手术后的肿瘤，看西医科学内涵。

王某，男，75岁，2008年7月3日，某肿瘤医院手术记录大概记述，右股组织肿瘤15×7×8cm，神经血管及股动脉完全进入瘤体被瘤组织包裹。股静脉肿瘤样改变，麻醉成功，切除肿瘤，呈分叶状，分离股动脉，结扎瘤体穿支动脉术毕。9月26日，老人推来我处，求治中医。主症：全身小静脉青紫，肿痛，腹部，胸部，四肢均呈网状，肌肤发凉。右下肢内侧，长约25cm肿瘤状隆起，另两块约2.5×2.2×2cm，中紫边红硬，边界清楚，隆起2.5×2cm左右。灼痛，不能站立，知已恶变。

急投以自拟勇安汤，重剂，5付。10月3日，肿瘤已色淡，灼痛减，全身网状静脉怒张已大为改善。共服药25付，肿瘤消失，手术处皮肤干皱脱落。一切体症良好，行走自如。2011年，余多次见到老人勤奋锻炼，身体硬朗。

我们中医传统的认为，眼科疾病是医术精湛的标帜。针拨术治疗"白内障"一次愈，是针灸的最高标志。但流失在我们这一代人，殊为可惜。这是中医近年退缩，西医手术发展迅速形成的医疗现象。但对其它眼病（除视网膜脱离外），中医依然遥遥领先，西医还处幼稚阶段，望尘莫及。下面诸多病例就是说明。

孔某，女，40岁，2009年12月中旬初诊。青光眼突发，头痛如裂，恶心呕吐。住院眼科医院，三日后，由于眼压太高，持续不降而失明。于12月30日晚，邀余去医院诊治。患者，三日前右目失明。今日下午左目视力已无，右侧头痛如裂，呕吐严重。双目充血，红血斑大片。自言心内灼热，平时，失眠，口干，眩晕，目难睁开，右肾有积水，腰痛，面色胱白。余以风热上扰，阳明气逆而治，处方自拟定海饮，3付。于元月5日，双目视力恢复，症状全失，精神良好，眼压亦正常。改轻方20付治愈，一年后言一切良好，嘱其三五日一付药，十付以巩固善后。

未某，女，79岁，因突发右目失明，头痛，于2009年12月住院某眼科医院。诊为青光眼，双目晶体病变，翼状胬肉增生重度。治疗无效，于2010年1月11日来我处求中医治疗。检查右目失明，灼痛及脑后枕处。恶心，呕吐，失眠，心急，上肢可凹肿在肘上（西药副作用）。血压80/170mmHg，偶尔120/200 mmHg。余以暴盲风热论治，先投以自拟定海饮10付。一次，诸症无，眼复明。后以益气聪明汤10付巩固，血压已降正常作愈论。

王某，女，48 岁，于 2011 年 3 月 24 日来我处。初诊，患眼病六年，本市医院眼科，诊断为：1、双角膜片状混浊；2、斑翳；3、晶状体玻璃样混浊；4、眼底黄斑变性；5、虹膜什么病变（书写潦草不详）。右目失明多年，瞳孔周围化脓样，灰白色团状物，旁边一白色泡状，双目胬肉大片红肿。流泪时，时出血。左目指视力不及 3 米，医院以"无法治疗，回家静养"作结论。服中药至 4 月 25 日，左目视力不但恢复，多年失明的右目已能辩清颜色，指视力在 1.5 米左右，双目泡状及翼状胬肉红肿大片完全消失。余以胬肉内障论治，投以自拟白薇汤，后 20 付巩固。一切良好，返回市医院检查，完全良好，视力左 0.8，右 0.4。

朱某，女，58 岁，2010 年 12 月 23 日初诊。患眼病三年，省内九家大医院治遍，均诊为角膜炎，均言严重，无法手术。患者当时来，求治腰痛，言此症为眼科权威定性为不治之症，视力仅能分辨道路。余劝其先治眼睛，再治腰痛，因为眼睛直接影响生活，腰痛无论何等严重用药及愈。另外，治腰痛的药物大多偏热，对眼病无宜。患者同意，余以自拟方 30 付，左目瞳孔上 0.8 厘米的白泡就消失，于 2011 年 2 月 15 日痊愈。转方，十付中药治腰痛，就痊愈。

杨某，男，36 岁，患"病毒性角膜炎"四年。多家医院，均建议作手术，换角膜。但患者双目，分两次手术才能治疗，预计花费 16 万元，两次约 32 万元。患者无奈，于 2011 年 2 月 28 日来我处求治，余以自拟方共 40 付，彻底治愈。

刘某，男，48 岁，2008 年 2 月 15 日初诊。主诉：平时饮酒重，血压偏高，头昏重。于年前饮酒后突然，左目失明，右目雾状，住进省医院，诊断为视网膜中央动脉阻塞。注射"眼明"等多种药物无效，出院。现症，左目失明，右目似有一黑团，偶尔能辩清路面颜色。手凉，多梦，失眠，头昏重，面赤，尿热，尿不净淋漓，血压 100/140 mmHg（长期服用降压药）。余以风热内扰，阴虚阳亢，青光暴盲论治，选方天麻钩藤饮，以养阴息风，柔肝明目。5 付，3 月 3 日再诊，血压 80/120 mmHg，上症消失。右目，以物靠近眼目时有黑团出现，左目已能分清人影。再 5 付，嘱停用一切化学药物。3 月 11 日，左目已能分清人影，右目已清楚。再 5 付，5 月 12 日，一切良好，视力如常，以原方 5 付作巩固。6 月中旬，来看望余，言一切良好，劝其戒酒，饮食清淡，作愈论。一个具备一切高科技手段的西医，治不了一个小小的眼科暴盲，这种高科技还让人能相信吗？诊断有名，治疗无法，要诊断有何用？就此症实质而言，一是饮食膏粱厚味。二是年青人服降压药太久，三是大量饮酒，酒药并毒，致成暴盲。西医片面机械，治病不知思源所酿成。

至于，眼底黄斑病，眼底出血等症，在诸多糖尿病并发症中，每治必愈，而在西医已是无能为力，因为属易治故多未留案。

从以下几例中风来看看医学科学。

刘某，女，55 岁，某医院病历是这样写的：患者平素头晕，头痛，耳鸣目眩，腰酸腿软。突然发生，口眼歪斜，舌强语塞，半身不遂，舌质红，脉弦。于 2011 年 3 月 8 日住院治疗，从脑 CT，核磁到 B 超，血象，心，肝，脾，肺，肾尿检，可以说从上到下，从里到外，二个医院彻查二遍，最后医院西医诊断为：1、脑梗塞，脑溢血（一个医院说有，一个医院说无，一张 CT 片说有，一张 CT 片说无，实际应该是无。如果有，就凭西医这些检测，这么长时间，生命堪忧）；2、支气管炎（无症，仅凭一张胸片）；3、高血压 3 级。医院中医诊断为"脉络空虚，风邪入中（措辞不当），阴虚阳亢"。2011 年 3 月 8 日 11 点入院。据病人诉说和治疗清单来看，当天 11 点开始到晚上 8 点，口服西药 9 种 23 片一日三次，输液八组，输药 14 种之多。这还不包括中医中药，医院中医以"脉络空虚，风邪入中，阴虚阳亢"辩证论治，中药处方如下（原方）：

黄芪 60g，牛夕 15g，干葛 12g，川芎 12g，水蛭 8g，菖蒲 12g，桂枝 10g，桔梗 10g，牛夕 12g，白果 10g，赤芍 12g，甘草 6g。

这是一张文不对题的处方，以药彻方的处方。完全违背了中医学辩证思想的处方，但是初读中医入门的学生，一看便知，此方不治中风，更不治阴虚阳亢的中风。方中除菖蒲化浊开窍，可用于高血压中风外，其余完全是与辩证论治思想违背。要是打开方书，在历史上查看一下，此方可谓旷古超今，何况没有一味通络息风，滋阴潜阳之药，何以治阴虚阳亢之风（至于方中二味牛夕，可能是误写）。谁敢相信，这就是西医医院的高级中医所开的处方。这样的医院治疗，不要说治病，只要能活着出院，就已成万幸。看来中医之危亡，不仅仅是西医的庞大与排斥，更主要的是我辈人对中医学继承的太少了，这种让中医学无地自容的现象太多了。面对中医今日之危亡，不禁想起了唐代诗人，陈子昂写的《登幽州台歌》：前不见古人，后不见来者，念天地之悠悠，独怆然而涕下。可叹五千年的中医学亡于我辈之手，不知何以面对天下苍生，何以面对列祖列宗。

4 月 30 日患者因经济困难，治疗无望，出院回家，但是在医院出院病历上，主任医生是这样写的，"患者入院，诊断明确，病情控制平稳，继给予抗炎，降血压，降血脂，抗凝，改善微循环等对症，支持治疗，密切观察病情变化，以上指示以执行"。另一段写，病情好转，血压不稳定，经上级主管医生同意出院，实际上8月3日该医院脑CT，提示没有脑梗及脑溢血影像。根据化验单也没有高血脂指数，也没有什么炎症可消，更谈不上微循环不良。据病人诉说当时主要是眩晕，也没有口眼歪斜，语言不利。

于5月29日来求治中医，主要症状是：眩晕，面赤如醉，体胖烦热，流口水，失眠，心中难受，心慌，语塞不清，口渴口干，小便频数，一夜十余次。血压服降压药依然在100/160 mmHg。四肢软弱无力，双下肢肌肉萎缩明显，外径有一25cm长，深陷干皱条。左臂不能伸举，有痛困，双足水肿。左寸脉沉濡余弦大，舌肥大苔厚有齿印。自诉中风四次，均无口眼歪斜。此次出院，渐觉，左臂不举，语言障碍，眩晕加重。心中烦热，失眠严重，余以阴虚阳亢，消渴风动论治。投方，天麻钩藤饮加味，10付药，嘱停所有西药。7月18日，再诊时，诸症皆无，血压75/130 mmHg。后因天热升为90/160 mmHg，但无头昏晕等症。连尿频数，口干肌萎亦无现症，再以原方10付，嘱2日1付巩固作愈论。

通过此病例，我们回过头来看医学科学。我认为医学科学的一切体现，就是疗效。不管你使用什么样的高科技手段，都必须做到，有效治疗疾病，保障人体健康。这才是医学科学的体现，反之则是武大汉的打虎棍，好看不顶用，是不科学或伪科学。

脑梗塞，脑溢血，均为急性病，需要医生分秒必争，尽早诊断，尽早治疗。而医院，先排体检查，几个小时，几天后，才做出诊断，再作治疗。真是急惊风遇到了慢郎中，再以庞杂的药物作治疗，旷费时日。病紧急而药逍遥，若真是脑梗塞，脑溢血，患者还有生还的可能吗？我看肯定是没有。要是连命都没有了，要那么多的高科技设备，干什么用？既然没有用，我们的医学科学，有科学可言吗？

中医认为，用药如用兵，兵不在多而在谋，药不贵繁而在效。此例病 8 小时之内，病人口服 70 多片西药，输药 10 多瓶，用药 14 种之多，能吸收得了吗？肠胃肝肾受得了吗？能不导致更多更复杂的疾病吗？让世人评说。

据病人说，住院近一月，花费 2 万余。病症更多了，更重了，地方医生说，她不仅仅是中风，还要考虑糖尿病，让她尽快做血糖测试。病人恐惧，才来求治中医。可以这么说，该患者，真要是测血糖，医院病历上肯定会写上糖尿病一词。因为，这种糖尿病是在长期输糖液和大量化学药剂的作用下，胰腺功能紊乱产生的。西医不知道吗？一病未愈，几病又起，越治越重的治疗方法科学吗？让世人评说。医院诊断疾病全靠高科技设备，医生全看报告单定病，无疑是按图索骥。一个靠地图，指挥战争的将军，肯定是毁灭自己军队的将军，毫无胜算的将军。此例病的肌肉萎缩，西医的全面高科技检查，就无显示，众多西医的检查，就无知晓，这是为什么？这种现象是现代医学科学吗？这在医疗上是能出现的吗？为啥出现了，还屡见不鲜？个人认为，一是现代医学科技还很不完善，二是，西医对医学科学过分依赖，养成了，手不到眼不到，仅凭机械指数诊断，治疗疾病的恶劣习惯，本身就是很不科学的，需要杜绝和批评的。现在医院大搞专家远程会诊，就是这种错误的延伸和弥漫。手不到眼不到，仅凭化验单、CT 片和自己的业内虚名虚职，按图索骥，刻舟求剑，结果是掩耳盗铃，自欺欺人，病人至死，还认为是接受了专家治疗。医生治死，还认为执行了专家路线，可怜天下苍生，昏谬不知生死。

付某，女，75 岁，2008 年 12 月 5 日初诊。主症：口眼向右歪斜，流口水，语言不清。心悸，心慌，口干，口苦，头痛昏重晕。时发寒热，腰痛不能转侧，双下肢无力行走（背来）。肢臂麻木，颤振不能持物。血压 120/210 mmHg。小便急频不固，失眠，多梦，心急，喉间痰鸣，堵气。左寸脉沉无力，右脉浮洪。此症，急在滋阴熄风，余以天麻钩藤饮加味。5 付，诸症大无，血压 80/156 mmHg，已能自己扶楼梯上下行走。再以原方合八王一风散一付，一切体症良好，因药价昂贵，改方腰痹汤，10 付，就愈。

杨某，2008 年 11 月 24 日初诊。因大面积脑溢血，在省医住院 9 天。因经济困难，医院停药，来我处求治中医。此人据说患有三大痼疾：1、脑溢血大面积；2、直肠癌晚期；3、脑癫多年。而主症，眩晕，头痛，语障，瘫痪，振颤，舌苔青灰厚腻，脉弦大。余当时亦觉棘手，医院病历要不来，很难判断，直肠癌有无转移。故以急则治其标的原则，投以天麻钩藤饮加味，10 付，合八王一风散，一付。12 月 13 日，就坐车来看病，药效出奇的好，大症消失。赶快改方，治疗直肠癌，少腹坠痛，以自拟直肠癌方，20 付，再予八王一风散兼顾中风。半年后其子来言，能劳动，饮食良好，癫痫亦无犯作，无任何体症痛苦。再以后方 20 付，巩固。

杨某，男，61 岁，2008 年 12 月 13 日初诊中风。主症：口眼歪斜，心慌失眠，血压服降压药 80/140 mmHg，高时 120/180 mmHg，病期三个月。市医院诊出脑溢血，舌苔厚腻，左寸右尺沉伏。余以痰湿闭窍为治，投以天麻钩藤饮。嘱食清淡，停用一切西药，包括降压药，10 付合八王一风散一付。12 月 26 日再诊时，口眼端正，思维清晰，语言流利，行走有力，只是左目内觉困痛。原方 10 付，嘱三日二付药，就愈（此例是余治疗中风最迅速的一例）。

陈某，女，47 岁，因突发眩晕，呕吐发热，入住某省医院。医院诊断为脑梗塞美尼氏症，治疗三天眩晕减，能行走。恶心，呕吐依旧。于 2011 年 7 月 12 日来我处，求治中医。诊脉，左寸沉濡余缓大，此中暑之小痰，查看所服西药 7 种之多，均以上二症治疗，余以竹叶石膏汤合代赭汤，3 付药后，诸症愈。

回忆 2004 年，在某省级医院，张某，30 岁左右，因暑天，夫妻吵架出走，在朋友家，突发眩晕。送医院后，有浅昏迷，医院以脑病抢救，准备开颅手术。下午，其兄接余去医院，余诊之为中暑，建议静脉输入清开灵，口服中药。开方竹叶石膏汤加石菖蒲，滑石，羚羊角粉，3 付。嘱其观察后，再定是否开颅，结果 1 付服下，昏迷及无。3 付药未尽，病已痊愈，出院回家。内经曰，不知岁之所加，气之所盛，不足为工。此皆暑热，高温天气，劳累暴怒，一时眩晕，昏厥，消暑开窍及可痊愈，而以脑病诊治，岂不荒唐。看来中医说西医，上不知天文，下不知地理，中不晓人事，实事清楚，理由充分，一点不过分。时令病，地方病，发于何时，何地，何病都不知道，怎能为医。

张某，男，62 岁，2011 年 10 月 23 日初诊。主诉，患脑梗住院半年，因右半身无力，臂难举，腿无力，肌肉萎缩，跛行。语言不清，脑内作响，听力下降，逐渐加重。经人介绍求治中医。主症：失眠，多痰，流口水，头昏重，右侧痛皮肤干皱，右臂尤甚，左腿亦然，语言不清，有郑声，双寸脉及右脉濡小，舌肥大苔厚。血压服药 70/130 mmHg，余以上气不足论治，嘱其停所有西药，以利肠胃。再投以益气聪明汤加味，另以自拟八王一风散，面汤冲服 3 次/日。四方 20 付中药，二付散药，于 11 月 8 日诸症皆无，行走有力，谈笑风生，智力，肌萎均正常。因觉右臂困痛，改方蠲痹汤，5 付，一次臂痛愈。于 11 月 23 日，改益气聪明汤加味。5 付，三日一付巩固，作愈。八王一风散，一付，嘱分一月服。

中风自古至今，中医良法甚多。任何一法，较西方医学，先进百倍，治疗时间短，花费低，治愈率几乎百分之百，完全康复率亦不低于 90%。余学疏才浅，常用三法治中风。1、无论脑溢血，脑梗塞，血压不稳定偏高者，余多以天麻钩藤饮，合八王一风散。2、上气不足，左瘫右痪，乏力肌萎，多以益气聪明汤加味。3、瘫痪日久，语言不清，血压不高者，余均以补阳还五汤加味。皆轻而易举，快则半月，慢则三五周。而近因中药价格暴涨，药品又不报销，致使多少患者因经济出入而住院治疗，加重了国家负担，延误了健康恢复。

中医二千多年前，认识的疾病，至今，西医用高科技手段连皮毛都不认识。比如奔豚病。

《金匮要略》原文：

病有奔豚，有吐脓，有惊怖，有火邪，此四部皆从惊发得之。

奔豚病，从少腹起，上冲咽喉，发作欲死，复还止，皆从惊恐得之。

奔豚气上冲胸，腹痛，往来寒热，奔豚汤主之。

发汗后，烧针令其汗，针处被寒，核起而赤者，必发奔豚，气从少腹上至心，灸其核上各一状，与桂枝加桂枝汤主之。

发汗后脐下悸者，欲作奔豚，茯苓桂枝甘草大枣汤主之。

马某，女，41 岁，2008 年 5 月 6 日初诊。主诉，脐中悸怕凉食，病发腹中一小拳，从脐下上顶胃脘，胀痛，再上至胸至咽，则疼痛难忍。揪心痛，恶心呕吐，噫噎呃逆并作。眩晕难立，患病六年，国内大小二十余家医院，均查无病因。无肠痉挛又无结核，肿瘤，大小生化指数正常，拍 CT 亦正常。慕名而来，余以半夏泻心汤加味，10 付一次愈，再以 10 付巩固。二年后，言再未作。余认为此乃关元伏寒，借冲而上，有因惊怖者，但也有不因惊怖者。此患者，余就此反复询问过，无惊怖史，这是一种关元伏寒，气机且逆是其机理。至于肿块为何上行至咽，余曾治过一例。由于是夏天，正值发作，在检查时，确实见一块鸡蛋大小的肿块隆起物，从脐上开始，慢慢从腹中线，稍偏左侧，向上移动。至胃脘处，及发硬，病人疼痛加重，大汗淋漓，二三分钟，出心窝向胸骨上变小，继续上走。此时病人觉堵气，恶心，呕吐，眩晕及加重。我当时怕上至咽喉，发作至死。用针刺泻法，刺中脘，下关二穴，以重剂旋覆代赭汤合吴茱萸汤服之。一付及解，三付大愈。后改泻心汤十付以巩固。为什么，西医众多的高科技探测仪器找不到病因，找不到病在何处。这是西医不知人体气机，这个动态思想的结果。人体是两种物质构成的，一种是有形物质，一种是无形的物质。西医只能看到有形物质，对无形物质根本上不认识，怎么能完整的认识疾病呢？

陈某，女，55 岁，患奔豚气多年。遇冷，生气及发作，呃逆呕吐，从少腹至咽有一肿物，上冲则堵，下伏则痛，少腹时冷，常触及一肿块，按之则散。地方医院三年前，以胆囊炎，久治不效，作胆囊手术后，依然发作不止。昏晕，胀痛，又在省级医院作子宫肌瘤，手术切除，发作依旧如故，而且加重频发。又作粘连分离手术后，更是发作严重，一发作及昏晕丧失知觉，呃逆恶心。便干腹胀，满腹疼痛，又去北京治疗三个月，实在无效，回家等后事至。经人介绍，于 2010 年 7 月 28 日，来我处救治，当时病人面色铁青，呃逆呕吐并作。左肋下痛胀，发作及见一拳头大小包块，从脐中上移。到胃脘病人则疼痛加重，呼吸急促，大汗淋漓。再变小向上，病人及发昏迷，诊脉左寸右尺沉细紧。言近几天发作频繁，后事已作了安排，五天内没睡过一小时。一次发作双目睁半晌不还，余以奔豚气投以轻方，半夏泻心汤加代赭石，大腹皮，山甲 10 付。8 月 16 日诸症大缓，再未大犯。余知为轻视了此症，没有顾及到，西医多次手术，脏气大损之后患，故改方旋覆代赭汤加红藤，吴芋，三棱，莪术，重用人参，10 付。并加"枳术散"一料，于 2011 年 1 月 17 日，再 10 付。气色症状基本良好，仅时有恶心，胃中作响，便干，左肋痛（相隔如此时间，是因二大家医院均判为不治之症，病人没有信心治疗）。余再以前方加大黄，吴芋。10 付，到 3 月 4 日，诸症皆无，体能已复，以原方 10 付，到 5 月 21 日，就初愈，无任何不良。以上方减量 10 付，二日一付作巩固就愈。中医认为人体生命形成物质有二种，一种有形物质，如脏有多大，腑有多长，二是无形物质，如气、魂、魄、智、神、志、意等。前一种有形之痛，西医手术治了治不了，倒也罢了，而后一种形成疾病，西医反复手术，这就显得太有些无知和野蛮了，太无科学性了。

全体活命是中医治疗的目标。手术切除本身就是伤体损命的手段，非万不得已而不可为。而当今西医，却把手术切除作治疗的尖端去发展，去追求。如此下去，人类要出现多少残疾，任何脏器组织，均是天地所赐，父精母血所生，予以切除，岂能无害于生命？大不了也就是减一时之痛苦，造终身之伤残。

李某，女，14 岁，因乳房纤维瘤手术后，又复发多块，医院又要作手术。父母畏惧，于 2010 年 1 月 29 日来我处求治中医。共服中药 40 付，疼痛，肿块均消失。因历少痛经，拍片卵巢多囊，余原方再进，30 付中药。于 2011 年 3 月 6 日，内外拍片皆正常。假设，西医再做手术，乳房全切，也难保证不再复发。卵巢切除，孩子残疾终身，有幸福可言吗？这种割韭菜式的治疗方法，割了一茬又一茬，能作为医疗方法吗？这科学吗？

何某，女，26岁，于2007年5月19日前，在省内四家医院，因乳房纤维瘤作手术四次。刚开始是右乳房外上处一块，二次后为三块，三次后又生二大块，四次后为七块，最大一块在左乳房内侧3×2.5cm大小。历来痛胀，光滑发暗青色。于2007年8月8日来我处求中医治疗，余以自拟乳结汤，服中药25付。到2007年9月15日乳结全部消失，至今一切正常。要是按西医的逻辑，手术作了再作，把一个女孩子，胸部伤口无数，孩子终身的痛苦有谁知？这种医疗行为，不是野蛮是什么？要是把这种医疗行为，说成是科学行为，那人类的科学文明没有也罢。

从男孩子乳房生理增生看西医，中医的医疗理念。

王某，男，14岁，2011年5月23日初诊。患者左乳房，明显增大，可触及3×1.2cm肿块，时胀痛。余以自拟乳结汤轻剂，5付一次消失，再以原方巩固5付，就消失痊愈。记忆1995年工作时，友人杨某之子，亦是此症。西医说这是男性雄激素低下，雌激素偏高所形成。让其服丙酸睾丸酮等四种西药二个月，乳房肿块不但未效，反致孩子汗毛一脸，肤色黑垢，双乳肿大超过19岁女孩。余当时亦很糊涂的用中医学杂志的一老先生的处方去升雄激素，降雌激素（主要是用淫羊藿等壮阳药）。二十付药后，寸功皆无，反致其更大，差点影响了孩子。急改用上方，十付平复，再10付就愈，至今良好。从上案看，西医化验，数据重重，你不信也不行。所谓，数之所定，理不可起而强之。西药是人工合成的，科学道理是一环扣一环，一套挨一套，可以说头头是道，但其结果荒谬绝伦。而我们某些中医，沦丧中医传统理念，违背辨证论治原则，跟着西方医学瞎胡闹，研究制定处方时，用西医观念，制定中医处方。身居中医上层，处方用药低俗，不实事求是，以权威误四海，以妄言误医类，最终使病人祸患。使中医沦丧，利己不过虚名，损人确属实祸。这类大医，没有职业道德，更没有职业责任。我劝闭门思过，好好学习，多读经典，少发文章，以此误导医类，则中医幸甚，人类幸甚。

张某，女，25 岁，2009 年 8 月 12 日，西医诊断为卵巢多囊肿，月经错乱，几月不来。来又不止，最长达 40 天，余以血热血虚论治。30 付药后拍片，卵巢囊肿消失，体症正常。如果按照医院要求，手术切除，孩子肯定会是个多灾多难，永无健康的孩子。

牛某，女，21 岁。17 岁时，省内三家大医院诊断为卵巢多囊，进行所谓保守治疗。口服降糖药，二甲双胍。一年后，头发发白稀少，后脑勺处尤重，医生说要继续服用，不成作手术切除。来我处求治中医，当时孩子面容苍白，月经几无，几月一次，来时 20 余日不止。余从 2010 年 9 月至 2011 年 3 月共服中药 90 付，头发全愎，内外症状消失。当时我让孩子停服二甲双胍，西医说中医不治病，一旦停服，造成什么酮酸中毒，危及生命等等。治愈后，那位西医又说我是侥幸，看来西医的欠学，绝非在哪一方面。而是在西医学，文学，哲学，道德学，诸多方面。

中医贵以"神"、"圣"、"工"、"巧"、"廉"、"简"、"便"。整体观念补偏救弊，调整阴阳为大法，通天道而达圣贤。西医则，胃痛作胃镜，结果十之八九是浅表性胃炎，慢性胃萎缩。头痛作脑电图，脑 CT，结果十之八九均是血管神经性头痛。

一个记者曾给余说了一个笑话，说他采访心脑血管专家，50 元一个号，好不容易挂上。等到看病，专家问，你哪里不舒服。他当时毫无准备，而且是无病去采访，一时觉慌，不自觉的摸头，随口说，我时常头痛，专家让他作脑 CT 检查。无奈之余交了费，等 CT 片拿到专家面前，专家看了看说，你的脑纹波不均匀，是血管神经性头痛。开了七八百块钱的药，说，服完后再检查。这位记者说："大夫，我没头痛"。专家说："你没头痛，这脑纹波能增重吗？你太不珍惜你的健康了"，并严厉的批评了这位记者。记者也很生气，又说"你是医生，我说头痛，就头痛。今天我要是说脚痛，你是不是说我是血管神经性脚痛"。当然结果肯定是不欢而散。这虽然是个笑话，但西医看病确实是这样看的，确实没有科学与高明之处。

中医学的内涵之丰富，之奥妙，非西医所能认识。这个问题好像很难说明，打个比方，便可明了。一个中医学西医，三年便可成为一个极其优秀的西医临床医生。一个大学毕业的西医学中医十年，恐怕在临床时，连诊脉都弄不明白，除非有一位娴熟脉诊的老师手把手教。说实际一点，入门都很困难，只能说初识皮毛，更不要说辩证论治，理法方药，各科精进。而成就一个好的中医，必须具备三个条件：1、天资聪慧外，必须热爱中医学，有良好品德修养，吃苦耐劳，贴近人民生活，深层涉猎中国传统文化；2、师资，除学校老师外，必须有一个或多个优秀睿智，精于临床各科，言传身带的优秀老师，绝不是一知半解，知学不知用的老师；3、家资，除适当的经济条件外，必须要理解孩子，支持孩子，献身于中医学，淡泊明志，一心向医，没有名利仕途之贪念。宁静致远，潜心医学，一心一意，不畏贫困。而成就一个西医，简单多了，大多数学校毕业，便可行医。稍有背景，三五年便可成科室主任。三十来岁，便可攻读博士，稍有一点发现，写二篇相关论文，便可成为专家。许多方法很不成熟，便大肆推向临床，等造成人群伤害，才进行改进或终止。

西医西药的任何一种方法和药物用不了几年便被更新或淘汰，而中医的任何一点医疗突破，都会千秋万代的服务人类。这就是历史科学观对医学科学观的肯定。

作为一个中医，我在文中所列仅是我个人在临床实践中的发现，充其量九牛一毛而已。但足以说服，人类对疾病的理念，治疗的理念，健康生存的理念要重新思考，重新建立。实践是检验真理的唯一标准。医学科学就是有效治疗疾病，保全人体健康就是科学。要改正过去的错误理念，回过头来事实求是的审视医学科学的科学性。从历史上、现实上，重新审视中国医学和西方医学的优劣，再去加以科学选择与发展。让优秀的中医学走向世界，为安全有效的保障人类健康，解除人类疾苦，这才是无量圣德。有志者尽可为之。

本文中所列病案是西医大医院（省级），病例报告较健全的，目的是有说服力，并以多案为例，以免让人说我们中医以个案，巧合为依据。至于许多没有档案的病类，病例，尽量不写，比如，带状疱疹，病发期痛，灼剧烈，而治疗后影迹皆无，没有具体病例数据。尽管中医有千奇百巧之妙，但对中医不了解的人，依然不会信服。还在那里大力提倡西医科学，进行所谓的正规治疗。曾遇过一位老太太，大约是 2002 年，秋天接我去看病。老人大约 70 岁左右，体胖，患带状疱疹 5 个月多，老人说刚开始是腰，背，胸。一夜之间出现了大片多块簇状疱疹，住院 2 月后，疱疹消失，灼痛加重，彻夜不眠。止痛药，营养神经药，至今服用 7 种之多。2 月前，从山东淄博接来一位专家，先用阿昔洛韦 8 支（超过省医使用量一倍，正常使用量二倍），无效后，用封闭疗法治疗后，前胸腹，后背肌肉，如同古代将军穿的铠甲，长方形块状，一块挨一块，排列整齐，边界清楚，下垂明显，痛灼依旧。余先以自拟带状疱疹后遗症方 7 付，睡眠改善痛减，再以龙胆泻肝汤加减就愈（服后腹泻是必需的）。由此可见，所谓病毒形成的小毛病，在这里我将我个人的一点有效经验奉献给大家，让大家不再受西医的误惑，再不要因带状疱疹而备受痛苦，则深感欣慰。带状疱疹，中医又名"腰缠火丹"，又名"丹毒"，发无定处，全身均无，初起及现红晕片状，随即出现簇状小水泡，灼痛难忍。此时急涂芒硝（以好芒硝放在瓶内或塑料袋内见光，见热均为液体），口服龙胆泻肝丸及可，一次可愈。重一点的，可外敷生大黄 15g 细研，芒硝 50g，化水搅均外涂，内服龙胆泻肝汤加味，即龙胆草 12g，山栀子 15g，黄芩 12g，柴胡 15g，生地 50g，赤芍 15g，木通 7g，泽泻 15g，归尾 30g，车前子 18g，石膏 50g，乌梢蛇 15g，大黄 9g，防风 15g，苦参 15g，元参 50g，板兰根 20g，甘草 20g，水煎服。服后，腹泻三五日及愈，很少有后遗症。目前中医界也有一种误治之法，就是雄黄蜈蚣细研外涂，涂后灼痛剧烈，全身大片发生。此方出处不详，法则是以毒攻毒，佐以佐治。余曾见一名老中医，曾给一青年，用此法。三小时后，小伙痛的以口咬手，肉裂骨出，惨不忍睹。此症为湿热之毒，发于腠理，体实者病重，体弱者病轻。恣意琼浆者，发则尤重，故应忌辛热，酒类，饮食清淡，冲凉澡者不易得。

另外，如鬼剃头，肠炎，季节性鼻炎，皮肤癌，五迟五软，中风，面瘫，脉管炎，皮肤脱屑症，痛经，宫血症等等，诸多疾病，在西医均无病理，数值。所以本文，也未列案，或很少列案，比如西医的格林韦式症，是中医萎症类。西医言不治，而中医极易治疗，下列就是说明。

徐某，男，21 岁，于 2010 年 12 月 23 日确诊为格林韦氏症。治疗半年无效，腰穿二次，治疗无效后。又转院，治疗半年无效后，孩子已不能走路，腰困痛。双下肢肌肉萎缩无力，双手拇指强直，不能伸屈，反应迟钝。而中医以补阳还五汤加味，仅 25 付中药，一切如常，体能恢复。嘱作 20 公分高低的台子，上下连续跳动 50 次，可算治愈。一月后，其父来言，作 100 次上下跳动，亦无任何不良反应，作愈论停药。由于没有任何病理数值可以说明，所以无法入案，供大家评论，作为中医只能以治愈作罢。

西医在"功利"思想影响下，300 年的进程中，对人类许多疾病，尤其对一些小毛病，少见病，很少有研究。一旦遇到这类疾病，则以专家权威结论作定义，用设想和极不成熟的治疗方法去治疗。2010 年中央电视台，就上映过好几例少见病例。其中一例，一小儿双下肢畸形硬肿，一位专家以书本为依据，诊断为淋巴组织什么硬肿。以先手术切除，如不愈，再进行截肢。不知截肢再不愈，请问西医还有什么治疗方法。要是没有，请问这种治疗方法是不是错误的，不应该的。能不能尊重一下孩子的生命和将后，能不能尊重一下医学科学，征求一下中医的观点，别让孩子残废而病愈。余虽不才，于 2011 年 5 月 30 日及接治了一位与此症很相似的的病儿。文某，11 岁，5 月 30 日初诊，双下肢肌肉多块强直，肿硬，畸形，中有紫色静脉怒张，右足内翻（其医院作肌电治疗后）。骨软不能站立，语言几乎没有，左腿硬肿。20 付药后，硬肿强直几乎消失，余以硬肿化尽后，再转方治五迟五软。因为正在治疗中，不作结论，但有一点足显中医之优秀，就是强硬畸形已消失，没有让孩子截肢，没有让孩子残疾。

达某，男，42岁，于2011年6月17日初诊。主诉：5年前，脐中流水，医院大剂量抗菌素，消炎无效。水流增多，且脐中痛坠难忍，二家大医院均建议手术。病人无奈住院，作了手术切除什么脐腺，取出如拳头大小一块肌肉组织。7个月后，脐中又流水，而且痛及满腹。一老中医用青霉素粉填入脐中，3年未犯，后有出水，再填又无效。最近流水有异味，痛及满腹。医院作B超，说是有胆囊息肉，胆结石，又要作手术。病人畏惧，来我处求治中医，胆病且不论，就说脐中流水，此乃湿热聚于命蒂所致，中医早年就作小疾处理。可选方：1、怀牛夕，寄生，车前子（见医宗金鉴）；2、四妙散加车前子。近年闫某，王某，白某，余以前二方加红藤，元胡，可以说，药无不效，治无不愈。轻则二三付药，重则十日愈，无一例之反复。而西医就此等小疾大动干戈，切除分泌腺，以手术作为终极治疗手段，荼毒于人，何其残酷，请问西医脐腺切除，为什么脐中还有液流出？水从何而来？如再治疗，又作手术，你们还能切除什么？余仿闫某例，以自拟四逆排石汤，加车前子，10付，脐中水再无出。说实在话，手术在人类疾病的治疗中，确实是一种低级行为，万不得已而不为，千万不能普遍化，千万不能作为高级医疗行为去倡导。毕竟人身任何脏器均为天地所赐，父母所生，肯定有益于人体。切除了肿瘤，今日切除明日又生，切除了脏器组织，切一块少一块，切一脏少一脏，永远再不会生长复原。金刃剖割，终究是祸，调气摄神，或可以免，未病先防，尤为健身上策。

而博大精深的中医学，早就解决了的问题，如子宫肌瘤，卵巢囊肿，中风瘫痪，高热病，各种肿瘤，流感，肾病，风湿病，糖尿病等，为啥西医还在那里，吹毛求疵的搞科研，这太无聊和浪费了吧。西方医生对中医不了解倒也罢了，中国医生土生土长，耳濡目睹，只要翻翻中医著作，举手投足，在任何疾病领域里，均成熟有效的超过西方医学至少在五百年以上的方药和方法。而今反倒投入大量的人力，物力去啃西方医药，真让人觉得可笑，可怜，又滑稽。假如把这些大量的人力，物力，投向中医药。中医药发展，将是保障世界人类的唯一有效的医疗学科。

余给许多外国人诊过脉，用过药，觉得跟中国人没啥两样，仅有一点发现，就是欧洲人的正常脉象，较中国人，稍宽一点，大一点，这可能是地域不同，饮食习惯不同形成的。那是零二年夏天，一个外国旅游团在经导游忽悠，来诊所，看我们中医怎样看病。兴致之余，一个个伸臂，让我诊脉，不出一小时，13个人，皆翘起大拇指称中医神奇。我不懂英语，病症尽写在纸上，让翻译给解说，纸条均被带走，馈赠诊费，余分文未取。只是想让这些外国人，开开眼界。由此看来，中医走出国门很简单。我看由一个娴熟诊脉，精于各科疾病治疗的中医，配一个精于针灸，推拿按摩的气功师，再配一个药物调剂采购人员，临时找一个翻译，一个办理国际手续的办事员。三年内，走遍欧洲各国，不用说什么，三年后，敢肯定，大量的外国人，就会跑来中国，学中医，求中医治疗疾病，购买中医药品。许多国家政府，科学家，就会承认中医学的伟大。历史上，有西游记是去西方取经，如果今日让中医走出国门，是去西方送经，那将是人类的福祉，功德无量。

红十字，应该是世界医疗标志，本身没有什么科学含量，但是未经准许，任何医疗机构，尤其中医医疗机构，一经使用（充其量也就是医疗标志告诉患者，这是医疗单位而已），及属侵权，有人会控告你。真是有点吹毛求疵，这是西医功利思想的严重表现。中医五千年，有这种自私自利的行为吗？没有，我认为，我们中医，也应该有自己的标志，但符合中医思想，有良好中医行为的中医及其中中医医疗机构，均可使用。但不允许收取任何专利费，申请费，为宏扬我中医，凡有热爱中医的有志之士，医疗机构尽可用之。我个人初步设想，1、鹤衔灵芝，表示中医药乃自然古朴，博大精深。2、黄色十字，中有太极图，表示中医乃中华炎黄子孙的智慧形成的文理医学，能走向世界，服务人类。3、悬葫济世，一葫芦，口露苗草，旁边一针灸袋（或一仙翁，拱手相送），表示中医济世救民，不图名利的优秀品德，历史悠久的文化内涵。以上三图，还望医道同仁，德高望重，博学之士，集思广益，坦诚指正，提出宝贵意见，以求一成。

今日之中医学汇五千年圣贤之所明，纳当今科学之倡明。解剖，诊断，已入细微。处方，理法，完善备至。再无精于伦理，掘于格物之弊。中医已明西医之理，而西医不明中医之理。故中医今日兼听则明，西医今日偏听则暗。今日中医乏有志之士，故继承太少。但足以逮西医之不足，补西医所不能，论西医所不明，克西医所不克，将西医所列不治之症，难治之症，手术之症，逐一克服，尽快尽善的服务于人类，减少肢体残废，弘扬中医之智慧，剔除西医之弊端，乃善之善者也，人类之福祉也。

今日中医确有衰退之感，许多大家、名家连诊脉都不谙熟，一生愈病未几。查抄摘录，网络下载，以学英语，不读古汉语，以论文篇幅，评学历职称，以职以权评定医生优劣。以至今日疗效低下，百姓生怨。示百姓以无能，示医道以无信。不知道医疗科学是实践科学，已是中医今日之灾难。疗效是生存的前提。老百姓承认接受，是医学科学的生命。中医要进步，首先要继承，去伪存真，吸纳现代科学的成就，科学的发展。及不能中医西化，也不能中医古化，更不能背着历史糟粕的包袱，去赶现代化。而是将现代科技揉进中医体系，在继承的基础上，重新产生认识理念，再去以实践，有效的总结，丰富中医学，发展中医学。

今日中医学衰退的主要原因有三个：

1、西医占有主导地位。无论国家投资，建设，机械技术引进，公费报销，医院规模，医疗规范，科研机构，均百倍于中医，甚至连诊疗名称，法规也以西医为标准。比如一个中医，在一张处方中，使用了黄柏 15g。患者因还有其他疾病，服药后身体不适，找到了医药管理部门。管理部门查看处方后说，黄柏超量使用，后来医生问，怎么超量使用了。管理部门打开药典，说黄柏最大使用量为 10g，你使用了 15g。医生说，历史上使用黄柏一两的处方，大有人在，医生有完全掌握药物使用量的职权，药典药物使用量的限制，有科学依据吗？管理部门说，是按专家处方比例和化验室药物化验成分拟定的，虽说没有科学依据，但也只能照此办理。以西医化验为标准，限制中医正常治疗和用药，把一个保障，繁荣了中华民族五千年的中医学，赶到了濒临废止的地步。中医应该建立自己的保障制度，用中医药传统知识评判医疗行为和医疗是非，再不要以西医标准评判中医，更不要让，那些不懂中医的"权威人士"对中医指手画脚。三百年的西医学，靠外科优势，在百年内占有了中国医疗市场的主导地位。但就其医疗效果，医疗质量与博大精深的中医学相比较，那还差的太远。一位中药含什么化学成分，化验室可以根据化验数据来衡量有效成分和使用量，但是几味或几十味中药煎到一起，又有什么化学成分和变化。这是西医化验室永远弄不明白的问题。所以，以某一味中药的毒副作用去决定一张处方的疗效及可靠性，使用性，这是不合理的，比如龙胆泻肝丸中的木通对肾脏的损害，就是最好的说明，它清的是肝经湿热，不是肾病的有效处方，只要医生了解该方的适应症及使用量，就对肾脏没有任何损害。

发现一味中药小有毒副作用及终止使用，从无人以辩证观点去正确对待，如木通，马兜铃等多种药物被临床停用。如果这样的话发现一味中药及停用一味，那用不了几年，中药全消失殆尽。而真正有毒害作用的中药，如砒霜，藤黄又被西医广泛借用，认可，实在让人不解。为什么不用整体观念，一分为二的去看待实用的中药，

2、教育机制。至今为止，中医教育学到处都充斥着西医学观念。中医晋升，要过英语四级，中医考试要正确回答"消化性溃疡的并发症"怎样治疗。成就一个中医，本身所学知识，词属要比西医多十倍，再加上西医知识，词属，中医真可谓重负不堪，所以难以成就中医。而中医学教育，把传统的家传师承又改为公共教育，而教师没有一个精于临床的医生，形成了教无所实，学无所用的空洞教育，这让优秀的中医学怎样传承.

3、中医学自身的不足，弊陋。中医五千年，地域辽阔，民族众多，发展良莠不齐，传承不相一致，所以没有形成统一的医疗理念，医疗方略，也没有统一的治疗规范，疾病名称，庞杂混乱，学无所从，用无所规，是中医最大的弊陋。这也是中医学发展缓慢的原因之一，也是中医学历史上，许许多多的精湛，精华丢失的主要原因。要有独立发展的中医思想，才能保证中医学的存在。有精于临床对许多重大疾病有突破性治疗的教师，教育我们的下一代，中医才能成为一个，以疗效为目标的医学科学，才能传承中医学的优秀部分。

中医要发展，必须要分科，但不是分内、儿、妇、外，而是要分理论医和临床医。从事理论的研究，指导临床治疗的理论医，应包括整理，挖掘古代医藉，去伪存真，加深研究，完成理论指导。用现代化的科学思想和方法，精确的解释古代中医学。临床医，应用对中医学的传统知识，用纯正的中医药，积极进行各科疾病的治疗，总结有效病例，统一认识，统一理念，以效果为目标，正确树立自己的医疗观，最终使其成功，有效，规范。个人认为这才能让中医学正确的发展。

老祖宗能发现的，我们也一定能发现，老祖宗能治疗的，我们也一定能治疗。正确的说，我们站在老祖宗肩上，老祖宗做不到的，我们也应该做到，这是我们当代中医的责任。而我们当今，不但没有做到，连知道也很少。比如，针拔术治疗白内障，华佗的麻沸汤，开颅手术，扁鹊精于各科疾病的治疗，张仲景六经归纳，葛洪的丹药合成等等。我们继承太少太少，疗效太差太差。以致今日，让一个粗浅幼稚的西方医学，占有了主导地位，天下苍生为此多少人伤残，多少人枉死，多少人苦不堪言，作为当代中医，不内疚吗？不痛心吗？

中医认为，气为生命之源，阴阳二气，乃万物之父母，天地之纲纪，生杀之本始，变化之由来。从诊断到治疗，始终贯穿着一个字，就是"气"。西医三百年，至今还不知道，"气"为何物，对人体气机的升降出入，虚实动静，毫不知情，难道人体无气吗？这个简单到极点的问题，凡是人都会回答为"有"，而西医字典里面有气机一词吗？没有，中医脑内有上气，清气，肺有呼吸之气，上焦有上气，中焦有中气，下焦有下气，肺有肺气，心有心气，肝有肝气，脾有脾气，肾有肾气，胃有胃气，饮有水气，食有谷气，卫外有阳气，内守有阴气。中医认为人体生命的形成物质有二种，一种有形物质，如脏有多长，腑有多长，二是无形物质，如气，魂，魄，智，神，志，意等。一切疾病均在两种不同物质的转化下形成或消长，药物旨在帮助有益人体健康的平衡转化，即《内经》所言"阴平阳秘，精神乃治"。西医无知于此，只知构成人体生命的是细胞，构成疾病的基础是病菌，病毒，没有"邪之所凑，其气必虚"的整体观念。这就难免在疾病面前，片面机械，头痛医头，脚痛医脚。

而西医，仅有什么，肺气肿，肠胀气。认为人体是细胞构成的，而细胞又是啥构成的？细胞是靠啥形成的，运动的？西医在哪个世纪，才能弄明白，弄清楚？由于西医无知于气，所以没有啥整体观念，所以片面，机械的看待人体生命，看待人体疾病，把人体划分为细胞去认识，把动态的疾病做静态的研究，以钻牛角的方法去分科分治疾病，研究制造化学药物，就不研究一下宇宙中多少生物，人染均可变病，化学药物对几种生物有效，而有效后这几种生物又在进行抗药，变异。跟着疾病跑，能堵截至前面吗？能是有效的研究吗？这种研究科学吗？

当把不认识的问题，作为"不科学"去对待，那人类还有科学发展吗？当把人类的成功的实践和总结，作为"不科学"去对待，那人类还有科学发展吗？

难道猴子搬玉米式的研究方法，抛弃历史上成功的东西，标新立异，探索新的问题，就是科学吗？我看不是，科学是人类，社会实践的基础上产生和发展的，是实践经验的总结。中医五千年，在保障中华人类的健康和繁衍，在治疗人类疾病的实践中，功绩辉煌，硕果累累，比万里长城更伟大，更壮观。确实是博大精深，完善备至，无以伦比。

针灸是中国医学的一枝，已被世界人类所承认，已列入了世界文化遗产。尽管有些誉子损父的味道，而就其科学性，西医科学尚不能解释，而作为中医学主流的"大方医学"，其科学内涵，更是丰富，更是奥妙，更是不为西医科学所认识。其科学性与西医科学相比，高下差距，不知多少倍。这就难怪人们认识上产生空白，而以"中医不科学"来看待中医学。今天的人类科学成就，都是汇聚着人类历史的智慧，而产生的飞跃，并不是空中楼阁一次建到月宫里，科学是没有割断历史科学的科学。

中医是中国文化的重要组成部分，同时又是中国文化家族中最优秀的一员，中国文化汇聚，承载了中华人类的全部智慧与文明，而中国医学完整的应用了中华人类五千年的全部智慧与文明。

从人类对医疗理念来看中西医，中医也并非是物理，机械，科学意义上的医学，所以他是有丰富文化哲理内涵的文理医学。西医也并非是天道自然哲理意义上的医学，所以他的片面机械的物理医学现象是难免的。宇宙万物，皆有正常的生长消亡规律，人类也是宇宙一物，也有正常的生长消亡规律，这就是天道自然的法则。顺天则昌，逆天则亡，所以中医学"阴平阳密，精神乃治，调气摄神，颐养天年"的思想，就是天道自然的表现。中医认为人一生下来，天地南北不同，男女强弱不同，饮食五味不同，性格禀赋不同，故无相同之补，亦无相同之泻，有清淡饮食而长寿者，有勤劳豁达而长寿者，有修身养性而长寿者，也有偏食偏饮偏起居而长寿者。这些证明"顺其自然"才有益于健康。秦始皇拿倾国之力，寻长生不老之药，最终落了个鲍鱼裹尸而还的结局。近几年，张悟本，刘逢军，让大家生吃茄子，绿豆汤，大宝丸，二宝丸，吃出来的病，吃回去，什么保健药，养生药，离奇古怪，均属违背天道自然的谬论。都忘了，补阳则伤阴，补阴则伤阳的自然法则。而今人类面对当前疾病的恐惧心理，对健康的渴求欲望，对天道自然的无知少知，所以张悟本，刘逢军，还是要出现的。我认为一切健康理念要顺从自然，一切治疗理念以疗效为准，再不要尊西抛中，也不要尊中抛西。今日西医，西药，大量抗生素，激素，神经阻断剂，降压药，降糖药，导致生物应激，疾病复杂，人类免疫体系低下。变病丛生，刚出生的小儿患肾病，六个月的小儿患糖尿病，九岁女孩来月经，九岁男孩肝硬化，几个月的婴儿长肿瘤，奇形怪状，让人触目惊心。这就是违背自然规律，滥用化学药物的人类生理发生改变的恶果。医疗科学是治病救人，保障人类健康的，要是制造疾病，危害人类健康的话，那可能不是医疗科学，比如霍乱病毒，鼠疫病毒等细菌武器的研制。所以我个人认为，凡是对人体脏腑有损害的化学药物，凡是对人类基因有改变，变异的化学药物，凡是用西医学观念指导生产加工的中药药物，都应该重新审核或停止。还人类一个自然，还医学一个自然，减少人类疾病，保障人类健康。

而博大精深，完善备至的中医学，被少数对中国文化不了解的人，对中医学不了解的，所谓学者，指责为不科学。奇怪的是，中医治病不科学，西医治不了病反称之为科学。医学科学不以疗效去判定，而以形势去判定。这种黑白颠倒的理论，符合科学逻辑吗？尽管今日中医队伍，素质确实存在着严重低下的问题，但这只是社会医疗机制不合理造成的，但绝不是中医学本身的问题。西医今日占有医疗主导地位，中医如同抗日战争中的八路军，新四军，有保家卫国的职责，但没有保家卫国的地位，被正规军指责为，游而不击，击而不中，不治病，不科学也在情理之中。多少人因西医机械治疗，伤残终身。多少人因高昂的费用而倾家荡产。多少人因西药过敏中毒而致死，这就是迷信西医的恶果。什么是迷信？许多人都认为烧香磕头就是迷信，其实不然，烧香磕头，只求一时清静，目标明确，动作真诚，何来迷信之有。真正的迷信，就是对事实真相不清楚不了解，就去盲目的信任和崇拜。人民对西方医学不清楚，不了解，只看到医院楼房高大，医生成群，设备齐全，就把自己的健康和生命托嘱给西医，恣其所措，危若冰谷，至于是也！中医针拔术，对白内障的治愈几分钟时间，可说是举手及愈，可惜未能完整继承和发扬，骨伤科优势，中医更是优秀，至今为西医所不解，大家可去河南白马寺，少林寺一见便知。多数人错误的认为中医疗效缓慢，其实不然，拿大面积烫伤来说，未某，男，烫伤面积大约为72%，手术植皮失败，全身溃烂。医院已作败血症，白血病处理，准备二次手术。由于经济困难邀余治疗，余以传统古方治疗，五天愈合，八天治愈，至今患者健在良好。二位专家在家看望病人时，见我这个小青年，小医生，问我几代行医。我讽刺的说，自张仲景始，不知多少代，让我出示处方，我说中医外科学，烫伤科，原方。由此看出，这些上层医生的欠学是何等严重，无知到了何等地步。学历职称是怎样来的？

　　人类的天敌不是疾病，而是人类自身的不科学行为，违背自然规律，破坏自然环境，滥用化学药剂，破坏人体免疫系统，以小聪明抵制大自然，以迷信思想抵制科学思想。非典，超级病毒的出现，许多恶性疾病低龄化就是最好说明。从医学科学来说，造成这种恶果的只有西医和化学合成药物。

　　现在医院（包括中医院）95%为西医行为，疾病名称几乎全部为西医名称。所有报销药品都是西药，所有医院院长没有一个是中医医生所担任。所有医学科研项目及论文，没有一份是中医临床成果。而中医所取得的临床成果，没有一个可以立项，为医疗学科所承认。而一个优秀的中医，一生所取得的临床成就，相当于四个国家级科研所 50-100 年内的科研成果，相当于西医各类专科医院的全部，比如皮肤病科，脉管炎科，妇科，癫痫科，肾病科，糖尿病科，肿瘤科，肝病科，风湿科，眼科，消化科，儿科等。

这充分证明中医"整体观念"是十分优秀，十分科学的。人体头发脱落，西医以毛囊炎，真菌蚀损，维生素缺乏，神经什么病去认识，去治疗，但没有一例能予治愈。中医则以血虚，血热，血燥去认识，去治疗，没有一例不能治愈的。肿瘤，西医以毒攻毒，什么靶点治疗，放化疗，没有一例能治愈。而中医则以"毒痰""血瘀"去认识，去化痰散结，软坚通络去治疗，全愈者极多。

中医学自始至终，从教育到行为，贯穿着"圣贤"思想，而西医学，自始至终从教育到行为贯穿着"功利"思想。中医以解天下苍生疾苦为己任，要求医生不以"名利"为务，不完全，不为功。每一点发现发明，均放之四海而皆准，救人无数，流芳百世。读圣贤书有功有利，受功利教育，无圣无贤。由此推演，西医永远出不了能济世救民的医学家。一个优秀的中医，一生可以救治 20-50 万人，或更多，包括青年时，初习医阶段，其失误率不超过 1-5%。而一个西医，一生最多诊治不过 5 万人，其失误率大约是功过各半（包括治伤治死，无效治疗）。西医以"名利"为要务，就拿医疗名称来说，一个小小的发现，西医就申请专利，什么格林韦氏症，霍奇金氏症，雷诺尔症，吴氏法，斑氏法，华氏法等等，多如牛毛，弄的学学无学，用用无用，乌烟瘴气，还唯恐这些垃圾被风刮走，用各种法律加以保护。而在历史发展中，他们许许多多的东西又被自己的新一代所发现发明去淘汰，从而又产生类似的，维持不了多长时间的新东西，从来没有一个西医的发现，发明，能承受历史的考验而皆传于世，也没有发现哪一位西医医生的医疗行为能承受各种疾病的考验，而拯救万民。说实在话，要说医疗专利，中医学统揽无余。中医五千年，完善备至，要说西医病理几乎对中医是全面侵权，仅形式不同，把猫叫猫咪罢了，比如，霍奇金氏淋巴瘤，中医称痰核流注，肺结核中医二千年前称肺痨，等等。只是没有中医跟这些无聊的话题作争论罢了。

本人认为，名词怎样，并不重要，作为医疗，效果是最重要的。西医名词不少，专利不少，要说效果，那差的太远，可用云泥一比。

而中医有病就有方，有方就有效，专利可说空白，这不是中医傻，而是所受教育不同，处世信念不同。所以中医一生，以善以人为本。以仁，以精为术，医疗功德，以救人活命多少而获，称谓均是百姓垂青。西医一切职称名利，全是国家，单位，权力，给予。而在老百姓中间，多是一个闲人，这个问题你到民间一看便知，许多老中医越老越忙，许多西医一退休便无人问津，因为问也白问，不会看病。要么维生素，消炎药，要么我是神经科，不懂皮肤病，更可叹的是啥科医生，没见过啥科疾病，真让人们匪夷所思。

中医对待任何疾病的治疗态度，都是鼓励医生去进行积极的临床探索。早在二千多年前，内经中就提出"言未可治者，未得其术也"，就是认为天下没有治不了的病，而是没有治病的好医生，医生没有放弃别人生命的权力。而三千年后的今天，西医对待人类疾病的态度是，专家结论，权威定性，病因不明，尚无有效药物。更为荒唐的是，让病人等到人类基因工程完成后，再进行治疗（见王某畸胎瘤案）。这种谬论，科学到非人类，有权放弃别人生命的境界，真可谓荒谬绝伦。西医许多不治之症的结论，不知害死了多少生命，而中医又在这些西医的不治之症中挽救回来了多少生命。就拿我这个"世界上医学学历最低"的中医医生来说，最少也治愈过西医医院称之为"不治之症"的病患二万例以上，其中许多成功的经验和法则，又能在后世救活多少生命，更是无法估计。而在我们中医界比我强的医生更是彼彼皆是，所以说中医博大精深，完善备至，而西医的科学性，到底有没有，有多少，这就是值得世人深思，掂量。请问世界上哪位西医专家，能有这样的经历和成就。一个好的中医，从天文，历算，子午流注，年岁运气，各科疾病，南北药物，都需熟知，而一个西医，手术做的好（仅是多一点）叫外科专家。哪一科的疾病，了解的多一点（治疗无可谈起）就是哪一科的专家。可叹的是当今世界医生，职业是治病救人，而不以活人多少定功过，西医无功而有名，专家权威彼彼皆是，中医有功而无名，一生奋斗，仅一俗医而已，名不见经传，功无现史册，更不见诺贝尔奖获得，更没去申请世界吉尼斯纪录。再看一看许多上层西医，名车，别墅，高新贵人。而中医，都在基层默默无闻的勤奋工作，淡泊是真，虚名是祸，还望同道中人，为我中华医学发扬光大而努力，以自己丰富的，优秀的实践总结去报答我中华民族，以拯救更多的生命为笃愿，上苍不负有心人，不要让眼前的名利，蒙上了我们的眼睛，忘掉了我们的事业。

中医以"圣贤"为最高目标，以道德为准，西医则以"功利"为最高目标，以"得到为准"。由是中医以保全人体健康为治疗大法，西医则以"手术成功技巧"为技术高端。在经济社会里，中医成了老百姓，穷人，而西医则成了上层有钱人公费医疗的医疗体系，这就难怪西医出现左关节病变截去右关节（见铁岭武汉两报道），八岁男孩无病，摘去一根肋骨（见安徽），一老人，一天输血数 26000mL（见北京），北京医科大学教授，住院 5 小时猝死，开处方十二张，仅一张处方为医生所开，其余均为无医疗资质的学生开出，5 小时内开出液体 48 组。这些仅是九牛一毛，足以说明，西医的"功利"思想造成的恶果是何等严重，何等的可怕。中医唯其道不扬，非其利不得，而西医，以知识产权为要务，极端"功利"往往是贪别人之功为己有，以致著名的科学家，发明家爱因斯坦为之愤恨，写出了"专利细菌"为题名的话剧痛加评击。

李时珍，一身心血，数十年如一日著就《本草纲目》，有专利吗？扁鹊，张仲景，华佗等，众多的老前辈，老圣人对医学无论内科，外科，儿科，妇科，那么大的贡献，有专利吗？我们后辈人，尽管才疏学浅，但对许多，西医不治之症（文中所例惧是）均作了完整，高效的治疗，有专利吗？都没有，而西医任何一个小布丁点的，极不成熟的发现，马上申请专利，已经报道的"肖氏反弧射法"，"怀牛夕治肾病"，"毛冬青治脉管炎"，"藤黄治癌症"，"化疗剂治癌"等等。这些所谓的发现，符合医学科学吗？对历史负责吗？对医疗后果负责吗？经得起历史的推敲吗？经得起临床验证吗？为什么能获得专利，这也是西方医学受"功利"思想影响的恶果。弄虚作假，唯名利是图，不择手段，对生命不负责任，对职业不负责任，没有良好的品德修养，怎么能成为医生。医者依也，生命之所托，先正心，后修身（德），忌功利，淡虚名，以济世救民，活人多少，为功为德。岂能有功利，专利而嫉妒后世之为。《医林改错》一书中，王清任老前辈说："利己不过虚名，损人确属实祸"，一语中第，入木三分，可为警医之格言。

天之所以长，是其育万物而不争，地之所以久，是其生万物而不负。西医急功近利，岂能长久，中医厚德载物，岂能由衰。

从科学的角度来看，人类应该对西医，中医重新有科学的了解，科学的认识，科学的取舍，科学的选择。战伤救护，突发性外伤，中毒等，西医应该在规范医疗行为的前提下发展，对于内科病，妇科病，儿科病，皮肤科等其他科疾病的治疗应该主动退出，把科学研究的主课题，主战场，让位于博大精深的中医学。形成西医完整诊断，中医有效治疗，急症外科西医为先，内科疾病中医为先，这样的分工与结合才是真正的中西医结合。才有利于人类疾病的治疗，和人类健康的保证。

中西医医学科学，是东西方两种文化在医学科学领域里的不同表现。应该说各有千秋，但中医五千年，已形成完善备至，博大精深的文理医学。西医三百年，浅陋，粗糙，机械，片面。所以中医学，西医学应该是各自独立发展，互相促进，取长补短，共同进步。西医尽快接受中医学的天人合一，阴阳平衡的文理思想，以保全人体生命为宗旨。中医应尽快接受西医解剖，基因等新理念，以数值化，病值化充实自己，这才是人类的福祉，医学的进步。各自用最优秀，最成熟，最有效，最无伤残人身的治疗方法，服务于人类，让天下患者，自由选择医类，自由选择医生优劣，让医学科学最大透明。中西医在公平竞争的条件下，自由发展，和谐共存，这才是真正的中西医结合。取缔一切不真实，有毒副作用的广告宣传，树立良好的医疗道德和医疗秩序，先中医，后西医，这样才能保障人类伤残的减少，中医应保持自己的纯洁性，发挥内科疾病的治疗优势，吸取西医外科的长处，建立自己的外科队伍，西医应强化提高自己的外科优势，吸取中医整体观念，辩证诊治的长处，尽量减少手术伤残，药物毒害，这才是人类渴望的天下福祉，这才是真正的医疗科学。

本世纪将是西医学修正，反醒，重新树立发展方向的时代。本世纪也将是中医学重新崛起，发展，辉煌的时代。中国人在开始警觉西医药对人体的危害，而抵制西医药。西方各国已对中医药有所认识，有所欣赏，有所研究，有所使用。一个受抵制，一个在发展，这就是目前人类的医疗观念。顺其自然，尊重自然法则，已是大势所趋，没有人能去阻挡和改变。

所以说，说"中医不科学"的这些人是对中医学不了解的人，是对中国文化无的人，是不尊重实事求是的人，是不尊重科学的人，是不尊重历史的人，是给中国人丢脸抹黑的人，是忘了祖宗忘了本的人。

我为人类有伟大的中医学而深感骄傲，我为广大中医工作者让老百姓称赞的临床探索深感骄傲。我对那些高谈阔论，误导医类，有职称没知识，有权利没能力，整日里搞假科学、假发明、假论文，吃回扣捞名利，坑害百姓的医类，深感惭愧，对那些惨遭横祸，饱受药毒之苦的患者，深表同情，对那些，说"中医不科学，取缔中医"的无知之人，深感愤慨！

古人云：大道无言，至言无文。余以极简之言，无文繁之文，用大量病例，个人实践，有证有据，实事求是的向世人介绍了中医学的优秀，用事实真相，批驳了"中医不科学"的谬论，由于忙于临床，自身才疏学浅，实践薄少，总结研究更少，仓促碎写，只本着"事实"二字，所以文中不尽之处甚多，还望读者，同道中人，海涵见谅，坦诚指正，更欢迎完整与补充，不吝赐教，深表感谢。

（文中不针对任何个人，个体，医院，如有雷同，勿望介意。）

跋

原稿脱于 2011 年 4 月，旨在示人以中医理念，然深感立言之难，故详内，恳请众多朋友赐教，提出批评意见与建议。经多方的意见，删去其中三段，及涉及西医机械的部分，比如：烤电，冰冻，机械置入。以免出版困难，故由 11 万字缩为 7.5 万字。隐去了医疗上许多弊病和错误，虽然违心割舍，确实是世实使然，无可奈何！也是淡定众多友人，衷言劝告，在此深表谢意！

作者